수소
흡입
요법

수소흡입요법

본 도서는 『수소, 마시지 말고 흡입하자』의 개정증보판입니다.

2판 2쇄 발행 2022년 6월 15일

저자 이윤성

교정 김은성　**편집** 홍새솔
마케팅 박가영　**총괄** 신선미

펴낸곳 하움출판사　**펴낸이** 문현광

이메일 haum1000@naver.com　**홈페이지** haum.kr
블로그 blog.naver.com/haum1000　**인스타그램** @haum1007

ISBN 979-11-6440-706-4(13510)

좋은 책을 만들겠습니다.
하움출판사는 독자 여러분의 의견에 항상 귀 기울이고 있습니다.

면역력이 경쟁력인 시대

수소
흡입
요법

강력한 항산화 기능
수소흡입을 통한 면역관리

저자 소개
이 윤 성

1960년 출생, 법학 전공. 20년간 기계 제조, 해외 사업을 하다 어느 날 대장암 3기 진단을 받고 사업 정리. 투병 생활 중 대체 의학 대학원 진학, 면역생리학 연구 활동. 그 결과 전신 PBM(Photobiomodulation)요법과 분자수소흡입요법, 고압 산소요법, PEMF 요법등을 융합한 면역 관리 시스템 완성.
'몸 안에 있는 명의(名醫)가 치유하는 세상'을 위해 의학과 공학을 접목한 면역 케어 시스템 연구
h2831@naver.com

머리말

현재 일본의 많은 병원에서는 수소 기체(가스) 흡입요법을 환자들에게 실시하고 있다. 우리나라의 비급여(의료 치료비에서 의료보험의 혜택을 받을 수 없는 치료, 전액을 환자 본인이 부담하게 하는 치료비를 말함)에 해당하는 치료지만 기존 제도에 고착되지 않고 의료 서비스의 질적 향상을 위해 적극적으로 수소흡입을 도입하는 병원들이 늘고 있다. 이에 비해 우리나라는 일반인은 물론, 의료인, 관련 공무원, 병원 관계자들조차 수소흡입에 대해 잘 모르고 있는 실정이다.

의학의 발전에도 불구하고 유독 만성 질환 치료 분야에서만 특별한 발전이 없는 이유는 약물 이외 다른 치료 수단을 연구하고 발전시킬 수 없는 사회적 구조 때문일 것이다. 미국, 독일 등 유럽, 일본은 기업과 학교에서 약물 외에 다양한 치료 수단을 연구하며 이를 의료 현장에서 적극적으로 적용하고 있지만 우리나라는 업계의 집단 이기주의 같은 구조적 한계로 국가의 의료 정책 발전은 앞으로 나아가지 못하고 있다. 세상은 빠르게 노령화 사회로 다가가고 있다. 평균 수명은 늘었지만 환경, 약물 남용에 따른 부작용으로 건강수명은 오히려 더 짧아진 현실이니 이를 어찌할 것인가?

10년 전 필자는 대장암 3기 진단을 받고 어떻게 치료를 해야 할지 앞이 캄캄했다. 암은 물론 건강에 대해 아는 것이 너무나 없었기 때문이었다. 바르지 못한 생활 습관의 결과로 큰 병을 얻었지만 당장 치료 방향을 잡지 못하고 헤매는 자신을 보았다. 그렇다고 고작 1~2분 이야기하는 의사에게 나 자신을 던지는 것도 내키지 않았다.

그러던 어느 날 문득 이런 생각을 했다. 만약 초등학교부터 고등학교까지 기초 의학 과목을 개설해 각종 질환의 예방과 치료 수단, 약물의 성분이나 작용, 양·한방 통합 의학 상식을 일반과목처럼 비중을 두어 대학 입시에 포함시킨다면 어떨까? 사람의 건강이 영어, 수학에 비해 덜 중요한가? 의학은 오직 의대에 진학한 특정인들만 알아야 하는 분야인가? 이런 제도가 시행되면 싫어할 사람은 누구일까? 국민들의 평균 수명과 노후 삶의 질, 국가가 부담하는 건강보험 비용에 긍정적인 영향을 줄 것인가 아니면 그 반대가 될 것인가?

인간의 노화와 질병은 피할 수 없지만 어릴 때부터 학습을 통해 건강, 의학의 기초 지식을 갖고 있다면 살아가면서 병과 마주했을 때 좀 더 현명하게 치료 방법을 찾을 수 있고 시간과 비용을 줄일 수 있겠다는 생각이 꼬리를 물고 이어졌고, 의학 공부를 하기로 결심하기까지 그리 긴 시간이 걸리지 않았다.

공부를 하려면 일단 학교에 들어가서 학업의 방향과 그 깊이를 먼저 살펴볼 필요가 있었다. 그래서 나이 50이 넘어 의학 공부를 하기 위해 대체 의학 대학원에 입학하였고, 젊은 사람들과 같이 공부하면서 그때부터 암 치료를 위해 면역학을 연구하였다.

연구의 주된 방향은 PBM(Photobiomodulation)요법이지만 면역센터도 직접 운영하면서 전신 PBM요법과 분자수소흡입요법을 융합한 프로그램을 운영하며 필자는 물론, 많은 난치성 질환자들에게 적용, 큰 성과를 거두었다. 특히 분자수소흡입요법은 강력한 항산화 기능을 하기 때문에 예방 의학에서도 매우 중요하다고 판단, 최근 다른 나라의 사례나 연구논문, 관련 기술을 조사하고 활용하는 방안을 연구해 왔다.

우리나라도 일본처럼 분자수소흡입요법을 병원 환자들에게 이용할 수 있도록 하루 빨리 관련 제도가 만들어져야 할 것으로 보인다. 그러기 위해서는 먼저 수소흡입요법의 효과를 널리 알리는 것이 시급하다고 생각, 이 글을 집필한다.

이 책을 펴내면서

2007년 5월 일본 의과대 오오타 시게오 교수[1] 는 수소가 체내 과도하게 생성되는 활성산소종을 환원시킨다는 임상논문을 발표했다. 이후 세계적으로 수소와 활성산소 관련 연구들이 발표되면서 수소의 효능에 사람들의 관심이 집중되었다.

지난 10여 년간 시중에는 '수소수 정수기'가 인기를 끌었고, 지금도 수소수 정수기 및 텀블러, 수소수 팩 등 관련 제품들이 판매되면서 대다수 과학자는 수소수의 수소 함량에 의문을 제기해 왔다. 3~4년 전 뉴스(MBC, 매경, 조선일보 등)에서 국내 식약처 등의 근거 자료를 토대로 수소수 정수기 및 수소수 제품

---

1   오오타 시게오 교수는 도쿄대학교 동 대학원을 졸업한 약학연구과 박사학위를 받았다. 스위스 바젤 대학 바이오 센터 연구원을 역임하였으며 1994년부터 일본 의과 대학 교수로 재직하고 있다. 현재는 미토콘트리아 연구 분야 세계 일인자이며, 미토콘트리아 협회 이사장과 수소 연구회 이사장을 맡고 있다.

에는 수소가 아예 없거나 있어도 극소량으로 그냥 물을 마시는 것과 같다고 발표했다. 일단 발생된 수소 기체는 물에 저절로 녹지 않는다는 과학적 원리가 그 배경이다.

즉, 이론적으로 상온의 대기압에서 물 1ℓ에 녹을 수 있는 수소량은 최대치가 1.6㎎(1g=1000㎎)이다.

수소수 업체들은 수소 농도가 최대 1,000ppb에 달하는 수소수를 만들 수 있다고 설명한다. 1,000ppb라는 숫자가 많아 보이지만, ppb는 10억 분의 1을 의미하는 단위로 물 1ℓ(1,000g)에 1㎎(0.001g²)의 수소가 녹아 있다는 이야기다(참고로 0.001g은 먼지 한 점의 무게와 비슷). 하루 물 섭취량인 2ℓ를 모두 수소수로 마신다고 해도 섭취할 수 있는 수소량은 0.002g에 그치는 극소량이다. 또 이렇게 적은 양의 수소가 다 흡수되는 것도 아니다. 미량의 수소가 함유되어 있는 물은 공기와 접촉하거나 물 온도가 올라가면 물속 수소가 공기 중으로 즉시 빠져나가기 때문이다.

이런 과학적인 상식이 차츰 알려지고 또 일본 의과대 오오타 시게오 교수 등 임상실험들이 대부분 수소 가스를 이용하였다는 사실이 알려지면서 최근에는 갑자기 수소 가스 흡입이 주목을 받게 되었다.

---

2 0.001g은 먼지 한 점의 무게와 비슷하다.

특히 2016년 11월 분자수소흡입 치료가 일본 후생 노동성의 선진 의료 B로 승인되면서 일본, 미국을 중심으로 분자수소흡입요법을 병원에서 도입하는 사례가 늘어나고 있고, 자연 치유 센터, 가정에서도 쉽고 간편하게 이용할 수 있는 장치들이 등장하고 있다.

한편, 지금 전 세계는 코로나19로 인한 사회 대 변혁이 예고되고 있다.

확진자들은 사이토카인[3] 폭풍(Cytokine storm)에 의해 치료 후 심각한 후유증을 겪기도 한다. 그 후유증이 바로 뇌와 폐 기능 저하다. 분자수소흡입요법은 인체 조직 중 특별히 뇌 기능, 폐 기능을 강화시킨다. 또 바이러스에 강한 면역 기능을 함으로써 감염에 저항력이 생긴다. 그리고 일단 감염이 되어도 치료 과정에 부작용을 최소화할 수가 있어 후유증으로부터 자유로울 수가 있다. 이는 아일랜드 등 여러 국가에서 실험을 통해 입증이 되고 있는 내용이다.

작년 7월 필자는 『수소, 마시지 말고 흡입하자』 초판을 발행

---

3   사이토카인(cytokine)은 면역세포가 분비하는 단백질을 통틀어 일컫는 말이다. 사이토카인은 세포로부터 분비된 후 다른 세포나 분비한 세포 자신에게 영향을 줄 수 있다. 즉, 대식세포의 증식을 유도하거나 분비세포 자신의 분화를 촉진한다.

하여 일반인들에게 올바른 수소흡입요법이 무엇인지를 소개한 바 있다. 이번 증보판은 바이러스와 분자수소흡입요법에 대한 내용을 추가 하였다. 팬데믹 시대, 바이러스로부터 나를 지킬 수 있는 방법은 무엇인가?

면역력이 경쟁인 시대, 필자는 많은 사람들이 수소흡입요법을 통해 면역력을 유지하여, 각종 만성 질환과 바이러스로부터 스스로를 지킬 수 있다면 이 책을 집필한 보람을 넘어 이 시대를 살아가는 사람으로서 큰 자긍심을 가질 수 있지 않을까 생각한다.

이 책이 발간되기까지 함께 밤낮으로 고생한 연구원들께 감사드린다. 그리고 추천서를 써 주신 김석화 의학박사님, 그리고 이재영 한의학박사님께 감사를 드린다.

개정증보판 1쇄 2020년 9월 이 윤 성

추천의 글

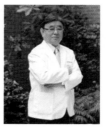

김석화 의학박사
이화피닉스 요양 병원장

　처음 이윤성 소장의 이름을 접한 것은 우리 병원 행정원장과의 노인성 만성 질환에 대한 애정 어린 보살핌의 일환으로 수소요법 특수 효과에 관한 대화에서였다.

　그동안 주위 의료인들로부터 수소흡입요법, 전신 PBM요법 등을 이용한 면역 관리에 관한 이야기는 들었지만 나와는 상관없는 학문으로 취급하고 관심 갖지 않음은 물론, 특히 60년 가까이 의료인으로 현대 의학의 한 우물만 파온 나로서는 직업에 대한 무의식의 관념이 은연 중 배타하는 경향이 있었지 않았나 하는 생각을 해본다. 의료 인생 60년, 폭넓은 인맥, 유명 선후배 교수들을 위시한 유명 대학 병원과 사립병원을 두루 섭렵했지만 60kg 조금 상회하는 체구에 기생하여 나를 괴롭히고 있는, 고혈압, 당뇨, 고지혈증, 전립선비대증 등이 낮에는 증상이 조금 완화되었다가 밤이면 더 악화되어 양질의 삶을 빼앗아가건만 폭 넓은 인맥도 나의 질환에는 속수무책, 하기야 주변에 많은 친구들이 벌써 소천하였으며 천하의 영웅호걸들이 약 없어 갔겠느냐!

지금껏 살아 있다는 것만도 행복으로 여기고 남은 인생 즐기면서 살기로 하고 치료를 포기하고 있었는데 본인이 평소 가장 아끼는 이화 병원 대표 원장님이 수소가 충전된 캔 음료수를 갖다 주시면서 갈증 날 때 드시라며 노인성 질환에는 면역성 기르는 것이 첩경이라는 말을 듣는 순간 이윤성 소장이 생각났었다. 뿐만 아니라 본인이 운영하고 있는 요양 병원에서 골절 환자의 근본 치료와 노환으로 퇴행성 근 위축으로 인한 보행 불능자들의 안전하고 근본적 치료를 위해 워킹 레일을 도입해 치료에 임하고 있으나 면역 결핍에 따른 여러 합병증으로 고통받고 있는 분들이 많음을 잘 알고 있기에 내가 먼저 확인을 해야겠다는 심정으로 이윤성 소장을 겨울의 끝자락에 서야 만났다.

상상했던 모습과는 달리 모범적이고 공부하는 연구생 같았다. 사무실은 진료가 목적이 아니고 완전히 공학도의 연구실이었다. 간단히 소개하자면 대부분의 공간은 연구 개발실이고 개발품 생산 조립 장소였다.

한쪽 공간에 전신 PBM 챔버와 수소흡입 장치, 고압 산소 캡슐 등이 설치되어 있었는데 먼저 옷을 완전히 다 벗고 전신 PBM 챔버 속에 들어가서 PBM요법과 동시에 수소 가스를 흡입하면서 30분 세션을 받은 후 고압 산소 캡슐 안에서 40분간 고압 산소를 마신 후 프로그램은 종료되었다.

뭐 특별하게 한 것이 없는데 신기하게도 나에게는 밤이면 손발에 쥐가 나서 쩔쩔매던 고통스러움이 사라졌다. 이 행복이 언제까지 지속될지는 모르지만… 하여튼 이제는 살 것 같다. 이제까지 내가 갖고 있던 지식의 편협함을 반성하고 행동의 오만함에 용서를 빈다.

그곳에 비치되어 있는 각종 서적을 읽는 순간 "내가 그동안 너무 공부하지 않고 편안한 요람 속에서 진료를 하였구나." 하는 자책도 많이 하였다. 의료인도 아니면서 공학도의 입장에서 가장 난해한 의학 분야를 넘나들며 의학과 공학을 접목시켜 새로운 면역 치료 시스템을 연구 개발한 이윤성 소장에게 박수를 보낸다. 모든 젊은이들이 이윤성 소장처럼 자기 할 일을 묵묵히 한다면 얼마나 아름다울까 하는 생각도 해 본다. 젊은이는 자기 일을 열심히, 소리 없이 하고 있을 때 가장 아름답게 보인다는 글을 읽은 적이 있는데 실제 그러하다.

　한 달가량 왕래를 하면서 우리 병원 젊은 의사들에게 수소흡입 치료에 관한 의견을 물었더니 수소가 강력한 항산화 기능으로 미래 떠오르는 치료 수단이라고 했다. 세계적으로 인정받는 학술지에 많은 논문이 게재됨은 물론 일본에선 이미 의료법상 치료 항목으로 지정되었다는 이야기도 들었다.

　당뇨성 다발성 신경염에 의한 여러 통증이 사라진 이유는 아마도 인체 내 수소 이온 증가에 따른 활성산소 감소와 전신 PBM요법으로 모세혈관 재생, 혈액순환 개선, 세포 내 미토콘드리아 활성화에 의한 ATP 증가 때문이라는 사실을 알게 되었다. 이들 요법들을 융합한 이윤성 소장의 찬란한 연구 업적에 감사드린다.

　일반적으로 대부분의 의사들은 자기 경험을 가장 확실한 근거로 고집을 부린다. 나도 예외가 아니었는데 이번 체험을 계기로 이러한 고정관념이 결국 본인도 환자에게도 도움이 안 된다는 생각을 했다.

　이번 체험을 통하여 나의 지병은 확실히 좋아졌음을 밝히면서 문헌을 읽다보니 수소흡입은 인체에 전혀 부작용이 없고 많이 흡입할수록 좋다고 알려져 있기에 우리 정부도 하루 빨리 이 치료를 의료보험에 도입하여 모든 국민이 양질의 진료를 받을 수 있는 날이 오기를 기대한다.

오늘 이윤성 소장이 그동안 연구한 수소흡입에 관한 책을 발행한다고 하기에 나의 고통을 말끔히 해소시켜준 이윤성 소장을 비롯해 연구원들의 고마움에 답하기 위하여 전신 PBM요법 및 수소흡입 체험담을 몇 자 적어 본다.

끝까지 읽어준 독자분들께 감사드린다.

2019년 7월 3일

의학박사 김 석 화

추천의 글

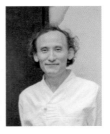

이재형 한의학박사
해암 요양 병원장

세계 의료계는 그동안 전염병과 급성 질병 치료에서 큰 발전을 거듭했으나 21세기 들어 암을 비롯한 만성 질환 분야의 치료의 성과는 진단과 검사 기술을 따라가지 못하는 것이 현실이다.

이런 자각 속에서 세계 보건 의료인들이 주창한 21세기 올바른 의료의 키워드가 바로 자가 치유, 예방 의학, 심신 통합이다.

나는 이 방향에 전적으로 동감하며 30년간 배운 동서고금의 의학을 통섭하여 새로운 치유 모델을 만들어 가고 있다. 그런데 이윤성 소장이 연구한 분자수소흡입요법과 PBM요법은 바로 제가 평소 추구해온 근본 치유와 통합 의학이라는 관점에서 서로 방향이 일치한다. 특히 수소흡입요법은 강력한 항산화 기능을 하기 때문에 예방 의학은 물론, 만성 질환의 치유 프로그램에 꼭 필요한 수단이라 확신한다.

　대부분의 만성 질환은 세포 재생 과정에서 과다한 활성산소로 인해 신호 전달 체계의 혼란이 원인이 되어 활성산소로부터 공격받은 조직에 염증이 생기면서 시작된다.

　특히 항암 중이거나 만성 질환자들은 급격히 발생되는 활성산소종에 더 많이 노출되기 때문에 수소흡입을 통해 '내 안에 이미 존재하는 위대한 명의'들에게 큰 힘을 줄 수 있다.

　국내에는 생소한 분자수소흡입요법을 알리기 위해 애쓰고 과학기술에 근거한 치유 프로그램을 연구하는 이윤성 소장의 노고에 감사드린다.

　이 책을 통하여 많은 분들이 수소흡입요법을 이해하고 나아가 수소흡입을 실천하여 건강을 찾는 계기가 되기를 바란다.

2019년 6월 25일
한의학박사 이 재 형

목차

머리말   7

이 책을 펴내면서   11

추천의 글   15

제1장 **수소**   24

1. 수소의 3가지 성질   25

2. 수소와 활성산소   27

3. 비타민 C를 잃어버린 인간과 원숭이   35

4. 항산화의 초능력자, 수소흡입   37

5. 의료 현장의 분자수소흡입   39

6. 수소수의 진실   43

7. 흡입용 수소 가스 발생 기술   48

제2장 **수소의 무한 능력**   58

1. 체내 조직 침투 능력   59

2. 뇌 조직에 직접 도달하는 수소   61

3. 항암, 방사선 부작용 완화 64

4. 프로 운동선수들의 수소흡입요법 73

5. 분자수소흡입은 뇌를 쉬게 한다 87

6. 뇌 피로에 의한 기능 저하 98

7. '뇌 피로'를 치유하는 수소 과학의 원리 104

8. 일본 츠쿠바 대학 뇌 피로에 대한 수소흡입 실험 106

9. 코로나19와 분자수소흡입요법 116

10. 분자수소흡입요법 임상시험 128

제3장 **생활 속 분자수소흡입요법** 146

1. 안전한 수소흡입 장치 선택 기준 147

2. 매일매일 수소흡입 152

제4장 **분자수소흡입 Q&A** 166

참고문헌 174

제 1 장

수 소

1. 수소의 3가지 성질

기체

수소는 원소 주기율 1번이며 가장 가벼운 원소이자, 우주 질량의 약 75%를 차지하는 가장 풍부한 원소로 원자 기호는 'H', 분자수소는 'H$_2$'이다.

사람들은 수소라고 하면 물의 이미지를 떠올릴 것이다. 수소는 양성자 1개와 전자 1개가 결합한 가장 간단한 물질로, 산소 분자와 결합하여 물이라는 형태로 지구에 있기 때문이다.

물은 'H$_2$O'로 분자수소(수소 원자 2개, H$_2$)와 산소 1개(O)이다. 그런데 이 물 분자를 어떤 방법으로 에너지를 가하여 산소와 수소를 분리하면 기체로 변환된다.

확산성

변환된 기체는 대기에 조금이라도 노출될 경우 즉시 우주로 날아가 버린다. 분리된 무색, 투명한 기체인 수소는 저절로 다른 분자와 결합하지 못하며 중력에 의해 즉시 대기 중으로 퍼져나가는 확산적 성질을 가지고 있다.

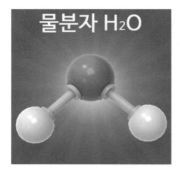

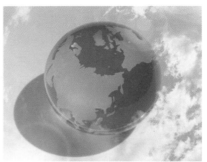

제일 작은 원소

실제로 수소는 우주에서 가장 작은 원소다.

얼마나 작은가? 예를 들자면 우리가 물을 꿀꺽꿀꺽 마시면 목구멍을 통해 물은 위장으로 흘러내려 간다. 이것이 물이 아니라 수소 기체라고 치면 입 안에 머금은 수소 기체는 입 안 점막 조직을 빠져 나가고 목구멍과 코, 심지어 눈이나 뇌에까지 침투해 간다는 것이다. 인체의 조직은 피부와 근육, 각 장기, 혈관, 뼈로 되어 있고, 이 모두는 세포들의 집합체로 되어 있는데 분자수소는 매우 작기 때문에 세포 속으로 스며들거나 투과해 인체의 모든 조직 안으로 침투해 들어간다.

수소는 기체라는 것. 때문에 주위에 확산하는 성질이 있다는 것. 근육도 뼈도 빠져나갈 수 있을 정도로 아주 작다는 것. 수소에 대해 이 3가지를 특성을 기억하시라.

2. 수소와 활성산소

활성산소(Free Radical)종 바로 알기

지구상에 존재하는 대부분의 동물은 산소를 호흡한다. 호흡을 통해 세포의 미토콘드리아(Mitochondria)[4]에서 ATP(에너지 대사 Adenosine triphosphate)를 만드는 과정에 섭취한 유기물로 유래된 전자를 산소로 전달하면서 에너지를 생성하고, 전자를 받은 산소는 양성자(혹은 수소 양이온, H+)와 함께 안정한 상태인 물이 된다.

하지만 이 과정에서 일부(극히 일부)가 물이 되지 않고 전자만 받아 라디칼(Radical) 상태가 되거나 전자를 잃을 경우 이 원자나 분자는 다른 세포를 화학적으로 변성시켜 전자를 빼앗아 오려는 성질을 갖게 된다. 이렇게 다른 조직 세포로부터 전자를 빼앗으려는 성질을 강하게 가진 입자를 '자유 라디칼(활성산소)'이라고 하는 것이다.

활성산소종은 슈퍼옥시드 라디칼, 과산화수소, 하이드록실

---

4 미토콘드리아(영어: mitochondria 단수:mitochondrion[*]), 고대 그리스어 mitos: 끈 + chondros: 낱알)는 진핵생물에서 산소 호흡의 과정이 진행되는 세포 속에 있는 중요한 세포소기관으로, 한자 표기로는 사립체(絲粒體) 또는 활력체(活力體)라고도 한다.

라디칼, 일중항산소(싱클레크 옥시전)가 대표적이다. 그런데 이 활성산소(Free Radical)는 매우 상반된 양면성을 가지고 있다. 적절하고 균형적인 활성산소는 세포 내 필수적인 신호 전달 물질로 항상성 유지에 반드시 필요한 산화 환원 신호의 매개체가 되며 면역 작용에도 큰 역할을 한다. 반면 과도한 활성산소는 단백질이나 DNA 등에 산화적 스트레스를 유발해 세포 재생의 에러, 정지, 사멸, 괴사 등을 일으킨다. 이는 염증을 유발하면서 암이나 당뇨, 자가 면역 질환, 심장병 등 각종 질병과 밀접한 관계가 있다는 것이 지금까지의 의학, 생리학적 이론이다.

그동안 수소수 제품 판매 회사들은 "수소수가 활성산소종을 다 없앤다."라고 광고 매체를 통해 주장해 왔다. 이것이 사실이면 수소수 정수기 물을 음용함으로써 우리 몸에서 자연 발생되는 활성산소종이 다 사라지는 결과가 된다. 그로 인해 우리 인체의 면역 체계는 매우 좋지 않은 상태가 되어 더 큰 질환이 생겨날 것이다. 수소수가 활성산소종을 모두 없앤다는 말은 잘못된 것임을 알 수 있다. 더군다나 물속에 들어 있는 극미량의 수소수를 마신다고 해서 수소가 인체 활성산소가 있는 곳까지 도달할 수 있는 것도 아니다.

수소의 환원력

활성산소종 중 가장 강력하다고 알려진 하이드록실 라디칼을 보면 짝을 이루지 않은 전자(부대 전자)가 있다. 이 전자는 '짝을 이루어 안정되려는' 힘이 매우 강하기 때문에 하이드록실 라디칼을 다양한 물질(세균, 바이러스 등)과 결합, 산화하려는 성질을 가지고 있다.

세포 재생 과정에 항산화 효소들의 신호 전달 체계가 잘 작동할 경우 이 하이드록실 라디칼도 외부의 바이러스나 세균 등에 강력한 무기가 되어 면역 기능의 순기능을 한다. 하지만 과격한 운동, 약물 등이 과도하게 생성될 때 또는 질환이 있을 때는 순기능은 저하되고 오히려 악영향을 끼치게 된다.

그런데 수소도 전자가 하나밖에 없기 때문에 하이드록실 라디칼의 부대 전자와 결합하기 쉬운 성질이 강하다. 결국 수소와 결합하면 안정된 하이드록실 라디칼은 다른 물질을 산화하는 힘을 잃게 된다. 수소가 가진 이 '환원력'은 매우 강한 작용으로 활성산소 자체는 물론 활성산소에 의해 산화되어 버린 과산화 지질도 원래 상태로 되돌릴 수도 있다. 세포막을 구성하는 중요한 요소인 지질은 활성산소에 의해 산화되면 연쇄적으로 산화가 진행될 수 있다. 세포막의 산화는 노화로 이어지는 것 외에 암을 비롯한 다양한 질병의 요인이 되기도 한다.

수소를 흡입하여 과산화 지질을 환원할 수 있을 뿐만 아니라 산화의 연쇄 반응을 저지하고 노화로 인한 쇠약이나 각종 질병을 예방하는 것은 이러한 이유인 것이다.

활성산소 발생 원인

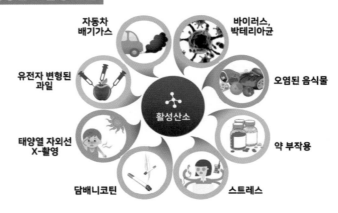

그렇다면, 혹시 정상적으로 활동하는 활성산소도 약화되는 것은 아닐까 라고 생각할 수 있다. 만약 그렇다면 적으로부터 몸을 지키는 면역 기능이 약해진다는 뜻이 되는데 그렇지 않다.

예를 들어 비타민 C는 여러 활성산소에 대하여 좋고 나쁨의 구별 없이 반응한다. 체내에 들어온 비타민 C는 DNA를 손상시킬 수 있는 활성산소종인 과산화수소로 변해 세포를 공격하는데, 정상세포는 카탈라제라는 효소에 의해 상처를 입지 않지만 비정상세포(암세포, 염증 등)는 카탈라제 효소가 생성되지 않아 고스란히 공격을 당한다.

따라서 과산화수소 등 면역 기능에 순기능을 하는 활성산소종을 제외한 과도하게 생성되는 하이드록실 라디칼(Hydroxyl radical)과 활성산소의 공격으로 세포막이 연쇄적으로 산화되는 지질이 수소를 만나면 원래 상태로 돌아가는 것이지 활성산소의 순기능인 면역 기능을 저해하는 것은 아니다.

또한 수소에 의한 체내의 호르몬 반응, 각 효소들과의 신호전달에 의해 세포 재생 과정에 균형이 유지됨으로써 수소에 의한 부작용은 전혀 없는 것이다.

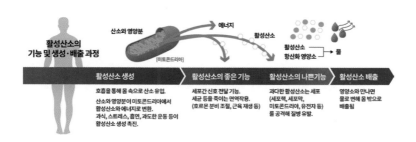

그렇기 때문에 분자수소를 대량으로 흡입하면 활성산소가 없어져 면역력이 떨어지는 것은 아닌가 하는 걱정을 할 필요

가 없다. 후에 언급하겠지만, 분자수소흡입은 충분하지 않으면 기대하는 효과를 얻을 수가 없다. 많이 흡입할수록 좋다. 그것이 분자수소의 기능이다.

균형자(Balancer)로서의 수소

세포 재생 과정에서 필연적으로 발생되는 활성산소종의 무제한 증가를 막아주거나 활성산소종의 과도한 활동을 억제하는 역할이 항산화이다. 이 항산화 물질은 인체 내에서 저절로 발생하기도 하지만(SOD, 카탈라제, 퍼옥시레독신, 글루타치온 등 항산화 효소)스트레스를 잘 관리하거나 또는 항산화 식품을 섭취하거나 운동 등 생활 습관을 바로잡는 것도 항산화의 효과를 볼 수 있다.

세계 주요 연구 논문들을 분석해보면 수소흡입의 중요 기능으로 인체의 항산화 역할을 크게 다룬다.

하지만 그동안 필자가 한 연구와 실험에서 수소흡입은 항산화 기능만큼 중요한 다른 기능도 있는 것으로 보인다. 산화질소(NO)처럼 세포 분자 수준에서 특정 신호 전달 회로 체계들의 정교한 조절과 균형을 잡아주어 염증이나 각종 질환에 직접적으로 영향을 미칠 수 있다는 판단을 했다.

그래서 관련 자료를 찾아보니 일본 나고야 대학의 오노 교수가 수소분자에 의해 급성 알레르기가 억제된 것을 보고하였는데, 급성 알레르기는 활성산소와는 관계가 없기 때문에 활성산소 기능만으로는 설명할 수 없음을 지적했다. 또 피츠버그대 나카오 준 교수는 쥐의 폐 이식 중에 수소 가스를 흡입시켰더니 폐세포에 항아포토시스(Anti apoptosis) 단백질이 나타나고, 염증이 억제된 것이 수소분자가 세포의 신호 전달 체계에서 어떤 기능을 했다고 추정한 보고서를 통해 필자의 의심과 생각이 이유 있음을 확인했다.

인체는 원래 세포 분열의 상태를 적절하게 유지하기 위해서는 몇 가지 인산화 효소가 복잡하게 영향을 미치면서 균형을 잡고 있다. 즉, 세포의 증식을 촉진하는 세포 외 신호 조절 키나아제(Kinase: ATP의 말단 인산기를 전달하여 인산 화합물을 만드는 반응을 촉매하는 효소의 총칭)나 자살(apoptosis)세포 증식의 억제를 담당하는 P38, JNK(Jun N-terminal Kinase) 등이 신체의 상황에 맞게 잘 조절되어 있기 때문에 건강을 유지할 수 있다.

이 균형이 깨지면 암세포로 이어진다. 또한 암세포는 더 성장하기 쉽도록 ERK(Extracellular signal-regulated Kinase; 세포 외 신호 조절 인산화 효소)를 과도하게 활성화하는 한편, 이상세포를 자살시키는 P38이나 JNK 등의 활동을 억제하는 것으로도 알려져 있다. 그런데 수소는 이러한 인산화 효소에 작용하여 균형을 회복하는 작용이 있는 것은 아닌지 세밀한 연구가 필요한 중요한 대목이다. 수소의 분자세포에서의 반응과, 각 효소들과의 신호 전달 메커니즘의 원리를 자세히 알게 되면 암이나 자가 면역 질환, 치매, 당뇨병 등의 난치성 질환들을 완전히 치료할 수 있는 길을 찾을 수 있을지도 모르기 때문이다.

이것은 우주에서 최초로 생긴 물질인 수소가 생명체의 중용인 균형(Balancer)의 작용을 하는 것은 아닌지 매우 흥미 있는 연구가 될 것이다.

활성산소와 관련된 질환

이미 질환이 생긴 상태에서 가장 빠른 항산화 방법은 분자수소흡입요법이라는 것은 부인할 수 없지 않나 판단한다.

최근의 연구 논문들을 살펴보면 항염증작용, 항알레르기 작용, 자가 면역 질환 치료, 항암 부작용 완화, 운동선수 기량과 피로 회복 기능, 에너지 대사 촉진에도 효과가 있는 것으로도 알려지고 있다. 심근경색이나 동맥경화, 뇌경색이나 파킨슨병, 당뇨병의 합병증, 교원병(膠原病: 피부와 근육이 붙거나 근육과 뼈가 이어져 붙거나 세포와 혈관 사이가 메워지거나 하는 병의 총칭)과 아토피 등의 자가 면역 질환, 또 항암치료에 따른 부작용의 공통점은 모두 활성산소 과다 생성이다. 조직에 염증을 일으키는 질병의 대부분은 활성산소의 과다 증식 때문이라고 보면 된다.

3. 비타민 C를 잃어버린 인간과 원숭이

지구에 산소가 출현한 것은 약 10억 년 전이다. 당시 바다의 남조류의 광합성에 의해 생긴 산소가 대기 중에 방출되어 오존층을 형성하여 자외선을 차단했고, 그때부터 바다에 있던 생물들은 육지로 진출했다. 3억 년 전부터 대기 중 산소 농도는 현재의 수준과 비슷했다. 산소 출현 이전의 생물에게 산소는 독가스 그 자체였다. 산소로 인해 대기가 변해가면서 지구에 있던 대부분의 생물은 사멸해 갔다.

그런데 대기 중 산소가 1%를 초과하게 되자 역으로 산소를 사용하여 효율적으로 에너지를 얻는 현재의 생명체와 같은 세포 내에 미토콘드리아를 가진 진핵 생물이 출현한 것이다. 이러한 생물은 산소를 태워 에너지를 얻는다. 그 과정에서 자신에게 해를 끼치는 활성산소가 과잉 생성되기도 하는데 그것을 제거하는 시스템을 그들은 가지고 있었다. 대표적인 것이 SOD(superoxide dismutase)라는 효소와 비타민C(ascorbic acid)이다. 여러 연구에서 SOD의 강도와 생명체의 수명은 비례한다고도 알려져 있다.

비타민 C는 모든 활성산소의 증식과 강도를 억제하는 가장 중요한 항산화 물질로, 거의 모든 동식물이나 미생물은 체내에서 호르몬으로 합성하고 있다. 그러나 사람과 침팬지 등 꼬리가 짧은 원숭이의 조상은 약 5000만 년 전에 이 비타민 C를 합성하는 효소 유전자를 잃어버렸다. 진화 과정에서 비타민 C 합성 효소를 잃은 생물의 대부분은 멸종해 갔다. 그러나 운 좋게도 인간과 원숭이는 나무의 열매나 과일에서 다량의 비타민 C를 섭취했기 때문에 생존할 수 있었다. 체내에서 만들어지는 호르몬이 아니라 음식을 통해 보충함으로써 멸종을 모면한 것이다.

그러나 본래 호르몬인 비타민 C는 음식으로 몸에 취하는 데는 3가지 문제가 있다. 수용성이라는 것, 열에 약하다는 것, 자외선에 약하다는 것이다. 따라서 우리가 충분한 양의 비타민 C를 섭취하려면 나무 위에 사는 원숭이처럼 과일과 야채를 날 것 그대로 매일 많은 양을 먹어야 한다. 이런 점에서 보면 현대인들은 충분한 양의 비타민 C를 섭취하고 있다고는 말할 수 없다. 다른 생물처럼 몸속에서 저절로 생성되는 비타민 C 합성을 할 수 없는 우리 인간은 비타민 C 합성 효소 결핍증이기에 운명적으로 늘 활성산소의 영향을 받기 쉬운 동물인 것이다.

특히 현대의 생활 습관은 비타민 C가 부족하기 쉽다는 것, 따라서 많은 만성 질환은 항산화 물질인 비타민 C를 합성할 수 없기 때문에 과도한 활성산소에 의해 발병한다고 여겨진다.

4. 항산화의 초능력자, 수소흡입

세상에 항산화에 좋다는 영양제나 식품은 헤아릴 수 없을 만큼 많지만, 그것들보다 수십 배 이상으로 효과가 있는 분자수소의 우수한 점이 무엇인지 살펴보겠다. 앞서 언급한 수소의 3가지 성질 '기체', '확산성' 그리고 '매우 작다'는 3가지 점이다.

영양제나 식품, 약품의 경우 먼저 입으로 먹거나 마셔 소화 기관에 보내져 소화 흡수된 유효성분이 혈액 안으로 흘러들어간다. 그리고 혈류를 타고 체내 곳곳에 옮겨져 거기에서 활성을 나타낸다. 즉 충분히 흡수되어 목표 장소에 운반된 다음 그곳에서 작용을 발휘해야 비로소 효과를 나타낼 수 있는 것이다.

이 과정에서 사람에 따라 소화 흡수 능력의 차이로 인해 유효성분이 체내 특정 부분까지 도달하지 않을 수도 있다. 하물며 이미 질환을 갖고 있는 사람들은 대부분 대사 기능이 저하되어 있기 때문에 체내 필요 부분까지 그 유효성분이 도달하는 데 어려울 수 있다.

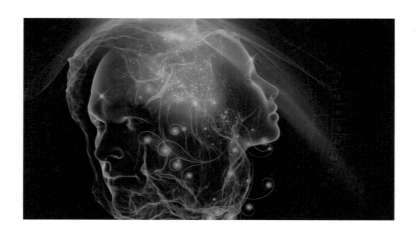

코로 흡입된 분자수소 기체는 기도와 폐의 호흡기관뿐 아니라 기체로서 코 속의 피부를 통해 눈과 뇌에까지 들어가 항산화 기능을 한다.

또한 폐에서 즉시 혈액 속으로 들어가는 것 외에 주변 조직으로 직접 확산해 간다. 수소는 모든 원소 중 분자구조가 제일 작기 때문에 내장으로 근육으로 뼛속으로도 침투하며 체내 깊이깊이 스며들어간다.

뇌와 같은 중요한 기관에는 외부 침입자를 점검하는 관문 같은 것이 있어 정해진 물질 외에는 안으로 들어가기가 어려운 구조인데 수소는 너무나 작기 때문에 뇌 관문조차도 프리패스다. 체내에서 수소 기체의 확산을 중지시킬 수 있는 기능은 없다. 인체의 모든 곳에 들어가 그곳에서 항산화 기능을 한다. 복잡한 체내 그 어느 곳이든 난공불락의 요새에 아무런 장애 없이 진입, 항산화 기능과 면역 작용을 하는 것이다.

5. 의료 현장의 분자수소흡입

일본 후생 노동성 수소흡입요법 선진 의료 B 51로 승인

분자수소흡입요법이 2016년 12월 1일 일본 후생노동성의 선진 의료 B로 승인되었다.

수소 가스흡입요법을 실시하고 있는 일본 주요 의료기관

(2018년 6월)은 아래와 같으며 1년이 지난 2019년 5월, 전국 1,000여 병원으로 확대되고 있다.

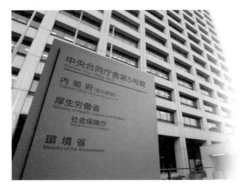

· 게이오 대학 병원
· 도쿄 제생회 중앙 병원
· 가와사키 시립 병원
· 히로시마 대학 병원
· 준텐도 대학 의학부 부속 시즈오카 병원
· 독립 행정 법인 지역 의료 기능 추진 기구 덕산 중앙 병원
· 카가와 대학 의학부 부속 병원
· 국립 병원 기구 구마모토 의료 센터
· 구마모토 대학 의학부 부속 병원
· 가고시마 대학 병원
· 가고시마 시립 병원
· 기타 전국 클리닉 센터 등

일본의 선진 의료 B 선정은 선진 의료 기술 심사 부회에 의해 유효성·안전성·필요성 등을 엄격히 심사하여 승인되는 것이다. 특히 선진 의료 B는 선진 의료 A보다 엄격히 심사하는데 그 이유는 'A'는 의약품, 의료기기에 해당하는 반면 'B'는 그냥 식품이나 물 또는 기체이기 때문에 이를 선진 의료로 인정하는 데 매우 까다로운 조건들이 붙어 있기 때문이다.

한편, 일본 준텐도 대학(順天堂大)에 의한 임상시험의 '파킨슨병 및 수소흡입'을 실시한바 유효한 결과가 확인되었고, 츠쿠바대에서도 알츠하이머를 비롯한 뇌혈관성 치매에 대한 수소의 효과를 검증했다.

그 외에 일본 의과 대학에서는 동맥 경화 등에 수소흡입요법으로 뇌경색에 의한 뇌 손상을 절반 이하로 줄이는 효과가 있음을 동 대학 오오타성 교수들이 동물 실험에서 확인하고 있다.

게이오 대학은 2018년도에 일체형 임상 연구를 추진하기 위해 수소 가스 치료 개발 센터를 설립했다.   http://www.karc.keio.ac.jp/center/center-55.html

구급차, 응급실의 분자수소흡입 장치

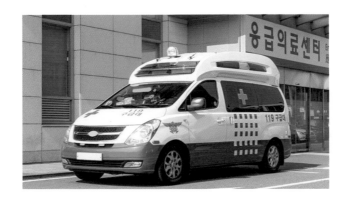

분자수소 가스가 의료 분야 중 중요한 역할을 하고 있는 것이 응급의료 분야, 그것도 뇌경색이나 심근경색의 응급 치료에서이다. 뇌경색이나 심근경색은 뇌나 혈관이 막혀 그 앞 조직에 혈액이 공급되지 않기 때문에 조직이 산소 부족을 일으켜 죽어가는 증상이다.

일분일초를 다투는 위기 상황에서 산소 결핍을 일으켰던 조직에 산소 마스크를 통해 고순도의 산소를 급격하게 공급한다. 이번에는 대량의 활성산소가 발생하고 이로 인해 인체 조직의 장애 범위가 더 확대되기도 한다. 이는 응급 현장에서 일반적으로 일어나는 현상으로 부분적인 기능 장애보다 생명이 더 중요하기 때문에 어쩔 수 없이 고순도의 산소를 이용해 왔다.

뇌경색의 치료는 뇌의 온도를 낮추고 세포 파괴의 속도를 늦추는 처치도 중요하지만, 과도하게 생성된 활성산소를 제거하는 물질을 공급하는 방법도 중요하다. 그 물질의 하나로서 수소 가스가 사용되고 있는 것이다.

일본 의대의 실험에서는 심폐 정지 후 소생한 쥐에게 농도 2%의 수소 가스를 흡입시켰는데 뇌나 심근의 후유증이 감소하고 생존율도 좋아지고, 후유 장애 위험도 억제되었다는 보고로 인해 수소 가스 흡입 시스템이 병원의 응급실에 도입이 되면서 모든 구급차에 수소흡입 장치 설치의 필요성이 대두되고 있는데 이미 일본에는 구급차에 설치되고 있는 병원이 2019년 6월 기준 약 500여 곳으로 파악되고 있다. 질병의 치료라는 측면에서도 분자수소흡입의 잠재력은 엄청난 것임을 간접적으로 알 수 있는 대목이다.

6. 수소수의 진실

수소수엔 수소가 있을까?

수소는 원래 기체이므로, 수소 가스로 흡입하는 것이 자연스

럽다. 실제로 수소와 관련된 임상실험의 대부분은 수소 가스를 이용한 실험이었고 의료 현장에서도 수소 가스를 이용하고 있다. 2007년 5월 일본 의과대 오오타 시게오 교수에 의해 처음 발표된 심정지 후 뇌세포 관련 수소 논문은 수소 가스를 이용한 실험이었다.

하지만 수소 가스는 일반인들이 쉽게 사용할 수 있는 것이 아니었다. 수소를 만드는 원리 자체는 단순하나, 수소 가스 발생기는 거의 모두 산업용으로 비싸기도 했지만 무엇보다 크기가 대형이어서 일반 가정이나 병원에 공급이 어려웠다. 그래서 등장한 것이 수소수 정수기였고, 극미량의 수소 기체를 발생시켜 물과 함께 마실 수 있도록 한 것이 수소수이다. 하지만 수소수는 많은 의문과 논란이 되어 왔다. 가장 문제되고 있는 것은 '수소 정수기로 만들어진 수소수에는 과연 수소가 얼마나 있는가'와 '수소수를 마시면 체내에 어느 정도의 양이 흡수되는가'이다.

수소 기체는 물에 저절로 용해되지 않는다

우선 역삼투압 정수기 물, 수돗물, 약수터 물, 생수, 극지방의 얼음물 등 모든 물에는 자연적으로 극미량의 수소(1ℓ에

5~200ppb=0.000005~0.0002g)가 들어 있다는 것을 먼저 이해할 필요가 있다. 또 강력한 전기 에너지에 의해 물에서 한 번 분리된 수소 기체는 물속에 다시 넣어도 다시 물이 되지 않으며 또 물과 용해되는 양의 한계가 극미량이라는 것이다.

즉 일정한 양 이상으로는 용해가 되지 않는 현상을 '포화'라 하는데 수소 기체가 그렇다. 과학적으로 물에 용해되는 한계량의 최대치는 물 1ℓ에 약 1.6㎎(1000㎎=1g이며 0.0016g임)이다. 정수기 업체들은 수소수 생성기를 통해 수소 농도가 최대 1,000ppb에 달하는 수소수를 만들 수 있다고 설명한다. 하지만 1,000ppb라는 숫자가 많아 보이지만, ppb는 10억 분의 1을 의미하는 단위로 물 1ℓ(1,000g, 500㎖ 2병)에 1㎎(0.001g)으로 극미량의 수소가 녹아 있다는 뜻이다. 또한 마시더라도 몸속에서 이 농도의 수소가 모두 유지되면서 흡수되는 것도 아니다. 대기에 노출하는 순간 수소는 바로 발산해 금세 농도가 옅어지기 때문이다. 이와 같이 수소수는 그 속에 함유된 수소의 양에 한계가 있다. 또한 많은 수소를 섭취하고 싶다고 수소수 정수기 물을 한 번에 몇십 리터씩 마실 수도 없는 것이다. 따라서 보다 많은 수소를 섭취하려면 수소수로는 한계가 있다는 것은 분명한 사실이다.

수소 없는 수소수 텀블러

시중에 세라믹이나 마그네슘 등 광물질을 텀블러 물속에 녹여서 수소수가 발생된다고 하는 제품들이 있다. 결론적으로 말해 이들 제품은 자연적으로 함유되어 있는 수소량 이외 1ℓ당 200ppb 미만으로 뚜껑을 열면 즉시 증발해버리기 때문에 그저 물병 속의 물이라 할 수 있다.

이제는 '분자수소흡입요법'이다

수소수를 마셔서 그것이 어떻게 몸에 흡수되는지 살펴보자. 식품도 약품도 그것이 체내에서 작용하기 위해서는 먼저 조직세포에 흡수되지 않으면 안 된다. 음식이나 약은 위를 거쳐 대장에서 소화된 후 흡수된다. 우선 꿀꺽꿀꺽 마신 수소수는 위에 도착한다. 위는 위액을 분비하기 때문에 내부는 강산성의 세계이다. 이러한 환경에서 수소가 어떻게 흡수되는지 밝혀진 것이 없다. 실제로 수소수를 마신 후 정맥혈을 조사해 보면 수소는 검출되지 않는다.

한편, 분자수소를 흡입했을 경우는 정맥혈에서도 수소가 검출된다. 이렇듯 수소를 보다 많이 섭취하려면 정수기를 통한 수소수는 의미가 없다는 것을 알 수 있다.

수소수와 수소흡입의 수소량 비교

분당 1,200cc(ml) 발생(수소+산소) 장치 기준, 수소수 정수기와 수소함량 비교

수소수 정수기			수소 가스 발생 장치			
수소수 양	물 중량	물속 수소 함량 (평균)	시간별 수소가스 발생량 :수소 66.6%, 산소33.3% :합 100 %		중량	수소수를 마실 경우 양
1ℓ/ 1,000cc	1kg	0.001g /1mg	1분	1,200ml /1.2ℓ	1.2g	1,200kg/ 2L 600병
10ℓ/ 10,000 cc	10kg	0.01g /10mg	10분	12,000 ml/12ℓ	12g	12톤/2L 6,000병
100ℓ/ 100,000 cc	100kg	0.1g /10mg	30분	36,000 ml/36ℓ	36g	36톤/2L 18,000병
1,000ℓ	1,000 kg/1톤	1g/ 1,000mg	60분	72,000 ml/72ℓ	72g	72톤/2L 36,000병
10,000ℓ	10,000 kg/10톤	10g/ 10,000 mg	120분	144,000 ml/144ℓ	144g	144톤/2L 72,000병
수소가스 발생 2시간의 수소양은 수소수 144t과 같은 양이다.						

필자는 지금까지 광생물 변조(Photobiomodulation)와 면역에 대해 연구해 오면서 광요법에서 세포 미토콘드리아의 ROS(Reactive Oxygen Species)와 수소와의 관계를 고민해왔다. 그래서 처음에는 수소수를 가지고 실험과 연구를 했지만 별다

른 진전을 보지 못했다.

그 후 일본, 미국의 분자수소흡입요법에 대한 주요 논문들을 분석하고, 다양한 실험을 위해 2년 전부터 보급되기 시작한 일본, 대만의 분자수소흡입 장치를 도입하여 수소 분리 방식의 장단점과 적합한 발생량, 흡입량 등을 연구했다.

실제로 암 환자 등 난치성 질환자들에게 다양한 방식으로 PBM요법과 수소흡입요법을 동시 병행 실시한 결과 큰 시너지 효과가 있음을 확인했다. 또 분자수소흡입을 단독으로 실시한 결과에서도 다른 많은 요법들과 비교할 수 없을 만큼 의미있는 결과에 크게 고무되었다.

전신 PBM요법(Whole Body Photobiomodulation Therapy)은 물론 분자수소흡입요법은 우리나라의 의료, 건강 분야에서 매우 생소한 것이다. 이 책을 통해 분자수소흡입이 많은 사람들에게 이해되어지고 특히 난치성 질환을 겪고 계시는 많은 분들에게 희망이 되었으면 한다.

7. 흡입용 수소 가스 발생 기술

수소 기체 분리 방식

지구의 다른 물질과 융합하여 존재하고 있는 수소를 분리하는 기술이 최근 산업계의 수소 경제 이슈와 더불어 주목을 받고 있다. 우선 수소 생산 방법(분리기술)은 '부생수소', '천연가스 개질', '물 전기분해(수전해)' 등이 가장 일반적인 기술이고 그 외에 그래핀 물질을 이용한 분해 등 아직 검증되지 않은 방법도 있지만 이미 일반화되고 있는 3가지 방식을 살펴본다. 본 주제는 호흡용 또는 의료관련 분야이기 때문에 산업 분야에서 쓰이는 수소 에너지 설명은 제외하고 다만 어떤 분리 방식의 기술이 호흡용 수소로서 적합한지에 대해서만 언급을 하겠다.

'부생수소'란 석유 화학 단지에서 나오는 수소 부산물에 산소를 더하여 전기화학 반응이 일어나게 하여 수소를 분리하는 방식이다. 두 번째로 '천연가스 개질 방식'은 천연가스를 고온, 고압의 수증기로 분해하는 방법으로 세계 수소 생산의 절반 이상을 차지하고 있다. 이 방식은 가장 경제적인 방식이긴 하지만 이산화탄소 배출이 많은 것도 흠, 무엇보다도 이 2가지 방식은 구조적으로 산업용에만 사용되고 사람이 수시로 흡입할 수 있는 용기, 품질, 환경도 문제이거니와 구조에서도 적합하지 않다.

고분자 전해질 수전해 시스템

　세 번째로 물을 전기분해(수전해 방식)하여 수소를 생산하는 방법인 알칼리전해질 방식과 고분자 전해질 방식 2가지가 있다. 따라서 위 3가지 수소 발생 방법 중 병원에서, 가정에서 수시로 수소를 발생시켜 호흡할 수 있는 적합한 분리 방식은 현실적으로 세 번째인 수전해 방식이라 할 수 있다.

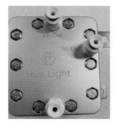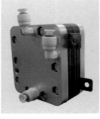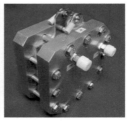

고분자 전해질 수전해 시스템(PEM) 셀

　이 수전해 방식은 물을 전기분해하는 방식인데 최근 기술인 고분자 전해질(PEM) 방식(저온 수전해 방식)은 멸균 증류수에 전기분해 촉매 첨가물을 전혀 넣지 않고 순수 백금 촉매제로 분리, 가장 깨끗한 수소를 발생시킬 수 있는 장점이 있다.

　다만 단위량 대비 다른 수소 생산 방식에 비해 3배 정도 비싼 단점이 있지만 미래 발전 가능성이 매우 높은 유망 수소 분리 기술로 대두되고 있다.

반면 같은 물을 전기분해 하는 방식(수전해 방식) 중 알칼리 전해질 방식은 비교적 오래된 기술로 물에 전기분해 촉매제인 수산화나트륨(NaOH) 또는 수산화칼륨(공업용 소금을 전기분해 한 가성소다이며 극약으로 강한 부식성이 있음, 출처 두산백과)을 투입, 그 물을 전기분해 하는데 전해질 관리를 위해(분해한 기체에서 냄새와 오염 물질을 걸러주는) 기체 필터를 거쳐 수소가 공급되는 방식이다.

분자수소 가스를 흡입하는 목적은 건강을 지키기 위함이다. 그래서 호흡용은 깨끗함이 매우 중요하다. 산업용(수소차 등), 실험용(수전해 알칼리 전해질 방식)으로 사용되어온 수소 분리 장치의 수소는 호흡용으로 적합하지 않다. 건강을 지키기 위한 호흡용 분자수소흡입 장치는 반드시 '고분자 전해질 수전해 시스템'의 기술로 분리되는 수소 기체여야 한다.

수소를 전기분해 할 때 사용되는 물은 멸균 증류수를 사용하여야 하고, 또 수산화나트륨 같은 전기분해 촉매제가 물속에 들어가서는 안 된다. 수산화나트륨은 증류수와 섞이면 황색으로 변질되어 독한 냄새가 나고 이 불순물이 수소 가스와 같이 배출되는데 이 불순물을 제거하기 위해 기체 필터를 설치, 기체를 배출한다.

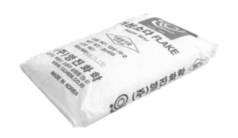
수산화나트륨(NaOH)

최근 대만, 중국에서 이 수전해 알칼리 전해질 방식의 제품을 작은 용량(분당 발생량 200~500cc)으로 축소하여 제조 판매하고 있다. 호흡용으로 문제가 생길 수 있다는 염려에 일정 시간(보통 500시간) 사용하면 기계 작동이 멈추도록 만들어졌다. 일정 시간 사용하고 나면 필터와 수산화나트륨을 교체하도록 되어 있다. 원래 수전해 알칼리 전해질 분리 방식의 기술은 실험용이나, 산업용에서는 문제될 것이 없지만 사람의 치료용으로 흡입하는 데에 쓰인다면 이야기가 다르다. 산업용으로 만든 제품에 공업용 촉매제까지 교체해가며 호흡용으로 쓰이는 것이 건강에 도움이 될지 의문이다.

수소흡입, 산소와 함께 해야 하는 이유
분자수소흡입은 비강 캐뉼라(일명 코 줄)를 코에 끼워 기체인 수소를 흡입한다. 전기 에너지를 이용해 증류수를 분리하면 수소와 산소가 기체로 분리되는데 산소를 버리고 수소만 흡입하면 평소 숨을 들이마실 때 체내로 들어와야 할 산소량이 부족하게 된다. 코에 끼운 비강 캐뉼라의 굵기만큼 콧구멍 면적이 줄어들어 원래 자연 호흡에 비해 마셔지는 양이 적어지기 때문이다.

즉, 비강 캐뉼라를 통해 들어오는 수소와 비강 캐뉼라 사이로 마셔지는 자연 호흡의 양을 합치면 평소 마셔지는 산소량이 부족해진다. 그래서 분리된 수소, 산소 어느 하나도 버리지 말고 그대로 흡입하여야만 원래 자연 호흡에서 들이마시는 산소량과 비슷해지며 수소가 더해지는 것이다.

정상 성인의 경우 안정 호흡 시 호흡량 평균은 1분에 12~20회 숨을 쉬고, 한 번 숨을 들이마시는 호흡량은 약 270~460cc이며 1분당 사람에 따라 약 5,400~9,200cc를 들이마신다.

이는 체격, 체질, 오래된 습관 등으로 평소 들이마시는 산소의 양이 사람에 따라 차이가 많이 나는 이유이다. 사람이 흡입하는 대기는 질소가 78%, 산소가 21%, 이산화탄소가 0.04%, 기타 0.6%인데 들이마시는 산소의 비중도 21%이기 때문에 한 번 들이마시는 순수 산소량은 56.7~96.6cc이며 1분에

1,134~1,934cc일 것이다. 그런데 콧구멍에 끼우는 비강 캐뉼라의 호스 굵기만큼 콧구멍 면적이 줄어들면 평소 흡입 강도 수준으로는 마시는 양이 적을 수밖에 없다.

때문에 비강 캐뉼라를 통해 산소도 공급되는 것이 옳은 것이며 이는 일본 병원 응급실에 설치된 발생 장치의 기준이다.

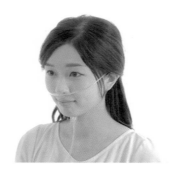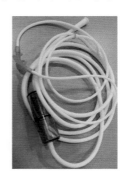

흡입 비율과 흡입량

'수소를 얼마나 흡입하여야 하는가?'에 대해서는 지금까지 일본, 미국 등의 임상시험 기준을 보면 수소흡입 함량이 높을수록 효과가 크다는 사실이다.

하지만 일본의 임상시험에서 심폐소생술 후 인공호흡을 받은 환자에게는 최대 18시간 동안 수소를 흡입하기 위해 98% 산소와 2%의 수소를 투여하였다고 하여 2%를 기준으로 이야기하는 사람들이 있지만 이는 어디까지나 자연 호흡 없이 밀폐된 마스크를 통해 오직 98% 산소와 2%의 분자수소를 흡입한 경우를 이야기하는 것이고, 비강 캐뉼라를 통해 분자수소를 흡입하는 경우는 수소 비중을 높여야만 한다.

한편 일본 병원 응급실에 설치된 수소 발생 장치들의 기준은 분당 1,000cc(수소 66.66%, 산소 33.33%) 이상 발생되는 장치를 사용하고 있는데 자연 호흡 상태에서의 산소흡입 양을 감안하면 분당 1,100~1,200cc발생이 적합하다고 할 수 있다.

왜냐하면 자연 호흡은 사람에 따라 분당 약 5,400~9,200cc의 공기(질소+산소)를 들이마시는데, 분당 1,200cc(수소+산소)가 발생하는 분자수소 발생 장치라 해도 사람이 실제로 들이마시는 양은 그리 많지 않다. 즉 들이마시는 양이 분당 약 600cc 미만(내뱉는 부분 감안)이고 그중 수소가 $2/3$(400cc)가 되며, 산소가 $1/3$(200cc)이 된다. 그렇다면 분당 1,200cc 발생 장치라 하더라도 매번 숨을 들이마실 때 수소는 20~33cc이고, 산소는 16~10cc가 된다. 따라서 발생량에 비해 인체에 흡입되는 양은 그렇게 많은 것이 아님을 알 수 있다. 그렇기 때문에 이보다 수소 발생량이 적은 장치들은 실제 호흡되는 양이 더 적거나 미미할 것이다.

또한 지금까지 많은 문헌들과 실험 사례를 살펴보면 분자수소는 오랫동안 흡입을 하더라도 부작용이 없다는 것이다. 특히 파킨슨, 치매 환자들은 잠을 잘 때 7시간씩 흡입을 하여 효과를 본 사례가 많다. 건강을 유지하기 위해 책상에서 일을 하면서, 또는 잠을 자면서 매일 2시간 이상 흡입할 것을 권장한다.

제 2 장

수소의
무한 능력

1. 체내 조직 침투 능력

　최근 일본은 수소를 직접 흡입하는 요법이 건강 서비스 산업으로 발전하고 있다. 신주쿠 등 대도시에는 수소를 흡입할 수 있는 '수소흡입 체험방'이 프랜차이즈 형태로 등장하면서 전문가들뿐만 아니라 일반인들의 인식도 수소 가스로 옮겨가고 있다. 수소는 원래 기체이다.

　기체인 수소를 그대로 흡입하는 것이 가장 효율적인 방법이다. 폐는 산소를 취하여 체내의 이산화탄소와 교환하는 기관이다. 인간의 폐 표면적은 체표 면적(2㎡)의 약 50배에 달한다. 그 넓은 면적을 사용하여 기체 교환이 이루어진다. 폐에서 흡수한 수소는 즉시 혈액에 흘러들어 가기 때문에 빠르고 낭비 없이 체내에 진입이 된다.

　30분 정도 수소를 흡입한 후 정맥혈에서 수소를 측정할 수 있고, 흡입 후 60분이 지난 후에도 정맥혈에서 농도 2.0ppm 정도의 수소를 측정한 보고가 있다. 코로 흡입하여 폐를 거쳐 혈액을 통해 온몸에 퍼진 후 다시 정맥으로 되돌아 온 수소가 혈액 속에 이만큼이 남아 있는 것이다. 분자수소흡입이 얼마나 효과적인 섭취 방법인지를 알 수 있는 대목이다.

앞에서도 언급했지만 수소의 특징 중의 하나는 '확산'이다.

이것은 농도가 낮은 방향으로 금방 퍼져가는 기체의 성질인데 흡입하는 코 속에서부터 머리 전체가 수소 기체의 영향력 아래에 놓이게 된다.

인체의 조직은 많은 세포로 이루어져 있는데 그 세포들 사이에는 틈새가 있고, 또한 세포를 감싸는 세포막에도 작은 틈새가 많이 있다. 수소는 이 틈새들보다도 더 작아서 뼈에도 근육에도 내장에도, 마치 그물망에 물이 빠져나가는 것처럼 세포벽도 빠져나가 널리 세포에 있는 미토콘드리아에까지 스며들어간다.

그러므로 코로 흡입, 폐에 도달하는 것 외에도 목이나 눈, 뇌까지 직접 닿아, 과도하게 발생되는 활성산소와 이미 산화되어진 세포에 대해 빠른 항산화 작용을 한다. 혈액을 거치지 않고, 수소가 직접 조직에 닿는 것은 빠르면서도 특정 조직에는 큰 효과가 있다. 특히 뇌, 눈의 만성 염증이나 뇌경색의 합병증은 빠른 예방 치료 수단이 될 수 있으며 또한 파킨슨, 치매에 상당한 작용의 보고도 있다.

2. 뇌 조직에 직접 도달하는 수소

레비 소체형 치매, 파킨슨병

치매의 일종인 레비 소체형 치매와 동작 등에 문제가 발생하는 파킨슨병은 유사성이 높은 질병이다. 모두 '레비 소체'라고 불리는 뇌 내의 구조물에 섬유화한 단백질이 축적됨으로써 발병한다.

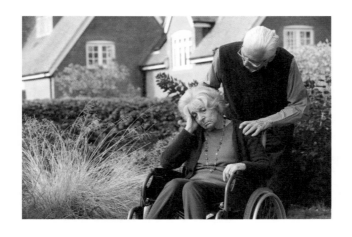

레비 소체형 치매는 대뇌 피질에서 널리 비정상적인 '레비 소체'가 발견되며, 환시를 특징으로 하는 인지 기능 장애가 발현된다. 마찬가지로 파킨슨병은 중뇌 흑질에서 비정상적인 '레비 소체'가 발견되며, 손발의 떨림과 운동 기능의 장애가 나타

난다. 증상이 진행되면 어느 경우나 뇌의 다른 부위에서 비정상적인 '레비 소체'가 발견되기 때문에 최근에는 이 둘은 같은 질병이라는 견해가 일반적이다.

두 질병은 모두 비정상적인 '레비 소체'에서 금속 이온의 촉매 효과에 의해 활성산소가 생성되어 신경세포가 장애를 입는 것으로 알려져 있다.

약물에 의해 파킨슨병과 같은 신경세포의 탈락을 일으킨 쥐에게 밀폐된 공간에서 수소 가스를 정기적으로 투입한 실험에서는 증상이 개선되어 신경세포의 장애가 감소되었다는 데이터도 있다. 활성산소를 억제하면, 레비 소체형 치매 및 파킨슨병의 완화와 예방에 도움이 된다고 말할 수 있는 것이다.

뇌졸중의 예방과 치료 효과 증진

뇌 안의 혈관이 막혀서 일어나는 뇌경색과 뇌 안 혈관이 파열하여 일어나는 뇌출혈을 뇌졸중이라고 한다. 뇌졸중(뇌혈관질환)은 암, 심장 질환에 이어 사망 원인 3위이며, 누워서 투병하는 질환이다. 뇌졸중은 혈관의 노화에 의해 발생하는 것으로도 알려져 있다. 일반적으로 동맥경화가 진행되어 혈관의 지름이 좁아져 버리면 혈압이 상승하여 혈관이 찢어지기 쉬워지거나 혈전으로 막히는 것이다.

　동맥경화는 활성산소가 크게 관여하고 있기 때문에 일상에서 수소를 흡입하여 혈관을 젊게 유지하면 뇌졸중을 예방할 수 있다.

　또한 수소는 뇌경색의 치료에도 큰 효과를 발휘한다. 뇌의 혈관이 막히면 혈액에 의해 산소가 운반되지 않으므로 뇌의 신경세포는 즉시 괴사하기 시작한다. 괴사에 따라 염증이 생기고 치료에 의해 혈류가 재개되면 염증을 계기로 대량의 활성산소가 발생한다.

　활성산소는 단독으로도 세포를 산화하여 손상시키는 작용이 있지만, 염증에 모이는 호중구와 대식세포(macrophage, 메크로파지) 등이 생산하는 일산화질소와 결합하여 보다 산화력이 강한 퍼옥시니트리트(peroxynitrite)를 생성하고 조직 장애를 일으킨다. 뇌경색이 발병하면 이렇게 두 단계로 뇌세포가 손상을 받아 병세가 악화하는 것이다.

　뇌경색 환자가 수소를 흡입하면 치료 후 발생하는 부차적인 손상을 억제하여 신경세포의 장애를 줄일 수 있다. 급성기 뇌경색 환자에게 치료제인 '에다라본'에 추가하여 수소 가스를 흡입시킨 결과, 에다라본 단독 투여에 비해 우수한 치료 효과가 나타났다는 실험 결과도 발표되고 있다.

언급한 바 분자수소는 매우 작기 때문에 체내 어떤 조직에도 투과하여 전신의 세포에 영향을 미친다. 섭취하는 약이나 혈관 주사는 흡수 능력, 혈류 장애에 영향을 받기도 하지만 무엇보다 유효성분이 뇌까지 도달하는데 한계가 있다. 흡입하는 분자수소는 이와 상관없이 모든 조직에 침투하여 환부에 도달한다.

3. 항암, 방사선 부작용 완화

항암제, 방사선의 부작용

일반적으로 항암제나 방사선 조사는 성장이 빠른 세포의 분열을 억제하는 기능을 한다. 그래서 이를 암 치료의 한 방법으로 사용하고 있지만 현실은 1cm 크기의 암세포종(세포 수 약 10억 개 이상)이 모두 다르기 때문에 항암제에 의해 사멸되는 종도 있지만 그렇지 않은 종도 있어 일부 암세포와 더불어 세포 증식이 활발한 정상세포에 치명타를 가하는 부작용을 피할 수 없다.

세포 증식이 활발한 정상세포란 백혈구와 입안 침샘세포, 위장 점막 상피세포와 대장의 미생물, 모근세포, 골수세포는 항암제로 큰 타격을 받거나 사멸하기 때문에 항암제의 부작용으로 백혈구 감소 및 소화 기능 이상 증상(입안이 헐고 구토나 식욕부진, 변비와 설사), 탈모 등이 발생하는 것이다.

부작용은 치료 중에 나타나는 급성뿐만 아니라 치료가 종료되고 장기간 경과한 후에 나타나는 부작용(후유증)이 많은 것으로 알려져 있다. 이로 인해 몇 년 경과 후 2차 암(암 치료로 인해 새롭게 발생하는 암)을 발생시키거나 전이를 반복하는 경우가 일반적이다.

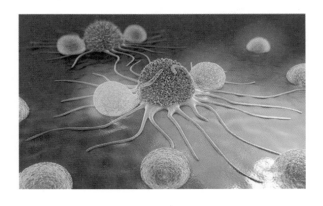

재발은 기본적으로는 항암제 치료와 방사선 치료를 받은 환자의 대부분이 발생한다고 해도 과언이 아니다. 방사선이나 항암제로 인해 암세포가 다 사멸하면 참 좋겠지만 현실은 사람,

암종, 병기에 따라 암세포에 타격을 주는 경우는 평균 20% 정도로, 문제는 완전한 타격이 아니라 암세포 중 극히 일부에만 가해진다는 것이다. 따라서 살아남은 암세포는 강한 내성만 생기게 되고 더 강력한 암세포로 성장하는 결과로 이어지게 되는 것이다.

이유는 암세포가 있는 곳까지 약물이 정확하게 도달하기가 어렵기도 하지만 암세포종이 모두 달라 어느 특정 약물 한 가지로 암세포를 다 잡는다는 것은 불가능하다는 것이다. 논밭에 농약을 아무리 많이 뿌려도 병충해가 계속 발생하는 이치와 같다는 것이 세계적인 암 면역학자인 아보 도오루(安保徹) 의사의 주장이다.

더 심각한 것은 항암제나 방사선에 의한 세포 손상은 분열하는 세포에만 일어나지 않고 분열하지 않는 세포인 심근세포나 신경세포도 손상을 입어 심근상해(심기능 저하)나 말초 신경 병증(저림, 미각 장애 등)과 인지 기능의 저하의 부작용도 발생한다는 것이다.

심근이나 신경, 폐, 신장이나 간 등 많은 조직에서 항암제나 방사선 피해를 주지만 그 주요 메커니즘은 항암제, 방사선에 의한 과도한 활성산소의 발생이다. 활성산소 특히 독성이 강한 하이드록실 라디칼(Hydroxyl radicals)이 더 많이 발생, 세포와 조직의 산화 손상을 일으키는 염증성 세포의 침윤 염증성 사이토카인과 섬유아세포의 결합 조직 생성, 항진 등 염증 반응을 일으킨다.

필자도 임파선으로 전이된 암에서 건강을 회복한 사람으로, 암과 관련한 많은 정보를 언급하고 싶지만 이 책의 주제가 아니기 때문에 수소흡입요법에 의한 암 면역 관리에 대해서만 언급을 하도록 하겠다.

항암 부작용, 분자수소로 다스린다

암 환자의 항암 치료의 부작용을 분자수소요법으로 줄일 수 있었던 사례는 최근 5개월 사이의 일이다.

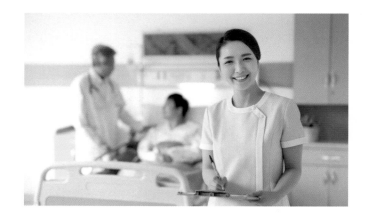

언급한 바 항암 치료나 방사선 치료는 활성산소를 대량으로 발생시키기 때문에 여러 가지 형태의 부작용이 나타난다.

지난 18개월간 PBM(Photobiomodulation)요법과 분자수소요법을 동시에 실시한 사례에서 필자는 기대 이상의 성과를 얻었다. PBM요법이 혈액순환과 산화질소(NO) 생성의 이점에 따른 효과를 감안하더라도 PBM요법 단독으로 실시한 사례에서 호전되는 시간 대비 분자수소요법을 동시에 실시했을 때 대체로 빠른 호전 현상을 발견했다.

필자가 확인한 약 19여 명의 화학 항암 치료를 받고 있던 환자들의 부작용의 공통된 증상은 입 안이 헐어 식사를 하지 못하거나 소화 기능, 불면증, 통증을 호소한다. 19명 모두 PBM요법과 분자수소흡입요법을 동시에 실시한 결과 PBM요법만 실시했을 경우 대비 평균 3~5일 빠른 호전 반응을 보였다. 부작용의 증상들이 없어졌거나 완화되었고, 그중 1명은 CT에서 보이던 2군데의 암세포가 없어졌고(말기암으로 뼈 통증 호소) 1명은 여러 장기에 있던 암세포들이 90% 이상 보이지 않았다.

사람에 따라 평균 10~20회만으로 이런 결과는 현실적으로 엄청난 사건이라 할 수 있다. PBM요법 관련하여 혈액 순환, 모세혈관, 세포 재생, 산화질소 생성, 세포 간의 신호 전달과 효소 작용 등 이미 검증된 많은 연구들이 있다. 하지만 전신 PBM 요법과 동시 수소흡입 병행으로 생기는 폭발적인 시너지 효과는 어떤 메커니즘으로 일어나는 것일까?

먼저 광 출력과 스펙트럼, 조사 시간, 수소 함량과 흡입 시간의 정교함이 전제되어야 한다. 모세혈관이 살아나면서 세포에 산소 공급이 원활해지고 헐었던 입 안에도 혈액이 돌면서 조직이 회복되듯 다른 기관들도 그럴 것이라는 추정을 충분히 할 수 있다. 항암, 방사선 치료로 과도하게 생성된 활성산소를 환원시킨 수소의 역할도 분명하다. 다만, 암세포가 없어진 생리학적 메커니즘 즉, 조직세포에 구체적으로 어떤 작용이 이런 결과로 이어지는지, 나아가 다양한 암 종류와 병기에 상관없이 더 효과적인 수단이나 방법은 없는지에 대한 정량적 분석과 연구가 절실히 필요하다.

만약 이 연구가 제대로 이루어져 관련 이론이 발표되면 큰 뉴스가 될 것이다. 하지만 기존 방식의 암 치료를 고수하던 분들에게는 그다지 좋은 뉴스가 되지는 못할 것이다. 왜냐하면 이 사회의 질서는 거미줄처럼 얽혀 있는 이해 관계에 의해 평가되고 굴러가기 때문이다. 따라서 많은 환우들에게 도움이 되는 실질적인 방법을 찾는 것이 중요하다 생각, 기존 질서를 벗

어난 새로운 분야 내지 영역을 창조하는 데서 답을 찾아야 할 것으로 보인다.

한편, 최근 발표된 논문에 수소흡입요법이 항암 부작용도 줄일 수 있다는 연구들이 발표되고 있긴 하다만 일부를 제외하고 동물 실험과 항산화 이론에 근거한 내용이 많은데, 앞으로 다양한 암 종에 더 많은 임상 연구가 절실하다.

지금까지 일본, 미국, 유럽, 중국 등에서 임상으로 밝혀진 분자수소흡입요법은 강력하고 매우 빠른 항산화 작용을 할 수 있다는 것이며, 그 효과는 만성 질환 치료와 예방에 크게 기여할 것이다. 따라서 미래 질병 치료에서 그 범주를 훨씬 더 넓혀 나갈 것임은 자명하다.

항암 부작용 완화 임상시험과 논문

항암제 중 시스플라틴은 가장 높은 빈도로 사용되는 항암제지만 높은 부작용의 독성이 있는 것으로 알려져 있다.

가와사키시 일본 의과 대학은 이 시스플라틴 항암제를 투여한 쥐를 10일 동안 공기 중의 1% 수소 가스를 흡입시켜 신장 기능 이상에 의한 생존율의 저하를 억제할 수 있었다. 반면 수소 가스는 시스플라틴의 항암 작용을 저해하지 않음으로써 미래 항암 부작용 억제를 위한 수소 가스의 임상 응용의 가능성을 제시하였다. 가와사키시 일본 의과 대학 노화 과학 연구소 생화학 및 세포생물학과, https://www.ncbi.nlm.nih.gov/pubmed/19148645

수소 가스의 항염증 및 항종양 작용…

분자수소(H_2)는 예방 및 치료 용도에서 새로운 항산화제로 사용될 수 있는 장점을 가지고 있다. 분자수소는 종양 세포 증식, 침입, 전이 억제에 인과적 역할을 한다. 분자수소는 과도한 활성산소종(ROS)을 선택적으로 억제하며 항암제, 항산화제, 항염증제 및 항알레르기 효과로 새로운 항산화 물질이 되고 있다. 중국 톈진 의과 대학 종합 병원, 2018년 6월 26일

수소 가스가 방사선 치료의 부작용 보호제…

분자수소(H_2)는 선택적으로 수산기 라디칼(OH)과 퍼옥시니트리트(peroxynitrite, ONOO–)를 감소시켜 항산화 활동을 하고 있다. 이 연구는 먼저 수소 기체가 생체 내에서 방사선 방호 효과를 증명했다. 간 종양에 대한 방사선 치료를 받은 환자의 예후를 향상시키기 위해 클리닉에서 사용되었다. 베이징 푸청로 해군 종합 병원, 2013년 9월 14일

수소 의학의 최근 방향: 예방 및 치료용 분자수소의 잠재력…

지속적인 산화 스트레스는 대부분의 생활 습관 관련 질병, 암, 노화 과정의 주요 원인 중 하나이다. 이 연구는 분자수소(H_2)가 예방적 및 치료적 용도에서 강력한 항산화제로서의 잠재력을 가지고 있다고 판단하였다. 일본 나카하라구 코스기마치 의료 전문 대학원 생화학 및 세포생물학부, 2011년 7월 17일

수소 가스의 효과는 암 환자의 면역 기능을 향상…

암 환자의 말초혈액에 들어있는 PD-1 압출 CD8+T세포가 암 예후 불량과 관련이 있다는 사실이다. 이 연구 결과는 수소 가스가 말기 PD-1+CD8+T세포의 비율을 줄임으로써 암 환자의 예후를 향상시킨다는 것을 증명했다. 일본 타마나 보건 의료 센터, 2018년 10월

수소 가스는 세포 독성 산소 기체를 감소시켜 치료용 항산화제 역할…

지속적인 산화 스트레스는 암을 포함한 많은 질병의 원인 중 하나이다. 이 연구는 수소가 예방적, 치료적 용도에서 항산화제로서의 역할을 가지고 있다는 것을 보여준다. 일본 의학 전문 대학원 생화학·세포생물학부 개발·고령 과학연구원, 2007년 5월 7일

수소 가스는 SMC3을 목표로 하여 폐암 진행을 억제…

폐암은 가장 흔한 치명적인 악성 종양 중 하나이다. 높은 전이성 잠재력과 약물 저항성 때문에 예후가 좋지 않다. 이 연구에서는 폐암에 강력한 치료법을 분자수소 가스를 폐암 치료에 적용, 제공한 염색체 응결 조절기인 SMC3을 통한 폐암 진행을 억제했음을 증명했다. 중국 허베이성 의과 대학 병원, 2018년 5월 29일

4. 프로 운동선수들의 수소흡입요법

운동과 활성산소

수소가 가진 또 하나의 기능은 '운동에 의한 피로를 덜어주는' 것이다.

대체로 운동이 부족하기 쉬운 현대인에게 운동은 매우 중요한 것이지만 과도한 운동을 하면 '젖산'이라는 물질이 만들어진다. 이 젖산은 운동 직후 근육 피로와 근육 통증을 일으키는데 말하자면 '피로의 근원'이다.

이 젖산을 대량의 산소를 사용하여 근육세포 미토콘드리아에서 연소함으로써 조직은 에너지를 얻는다. 그런데 이 과정에

서 대량의 활성산소가 발생한다. 활성산소는 이른바 피로 물질로 운동 다음 날 근육통이나 피로감의 원인이 된다고 알려져 있다. 이때 분자수소를 흡입하면 젖산이 축적되지 않고 연소하며, 동시에 과도한 활성산소의 활동을 제어할 수가 있다. 즉 평소 자주 운동을 하거나 전문 운동선수의 격한 운동 전후 분자수소흡입은 그 놀라운 효과를 실감할 수 있다.

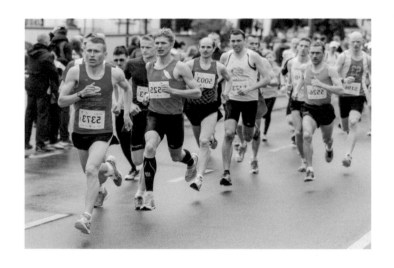

운동에 의한 피로나 근육통을 분자수소가 억제해 준다는 것은 이미 많은 실험에 의해 확인되고 있다. 최근 미국, 일본의 프로 스포츠 구단에서 지원한 사례에서 선수들은 분자수소흡입을 통해 기량을 높이고 피로를 관리하면서 선수들로부터 수소

흡입의 위력이 알려지고 있다.

수소가 심한 운동이나 육체노동 후 젖산이나 과도한 활성산소의 생성을 억제하는 원리를 살펴보자. 젖산은 강하고 심한 운동을 하면 생성된다. 그것이 어느 정도의 양에 도달하면 근육에 상처를 주어 강한 수축을 할 수 없게 된다. 또한 젖산을 태워 에너지를 얻기 위해 세포 속의 미토콘드리아는 풀가동 상태가 된다. 더 많은 산소를 흡수하고, 많은 에너지를 만들어 내려고 하는 것이지만, 그 과정에서 에너지와 함께 대량의 활성산소도 생성된다.

최근 미국, 일본의 유명한 운동선수들은 분자수소흡입요법을 통해 근육의 피로를 다스린다. 과거에는 수소수를 음용하여 연습 중 수분을 보충했으나 이것으로는 대량의 수소를 섭취할 수 없었고, 효과 면에서도 큰 의미가 없었다. 그런데 수소 가스 흡입을 실시하고 난 선수들이 '피곤하지 않고, 근육통도 없다'고 입을 모았던 이유는 이렇다.

운동을 하면 많은 미토콘드리아가 생성되는데 그 결과 더 많은 ATP가 만들어진다. 세포에 있는 미토콘드리아는 운동으로 에너지를 소비하면 "더 많이 에너지를 만들어라!" 명령하고 생산량을 높여 간다.

인체에는 에너지를 생산하는 생산 라인이 두 종류가 있는데 하나는 산소를 사용하지 않는 라인인 해당계이고, 또 하나는 대량의 산소를 사용하는 라인인 미토콘드리아이다. 해당계(解糖系)는 산소 없이 혐기성 당질만으로 에너지를 생산하는 단순한 과정이기에 작동이 아주 빠르다. 위급 상황에서 대처를 하거나 100M 달리기를 할 때, 화를 낼 때 등의 순발력은 빠르게 움직이는 근육인 속근(速筋)을 사용하며 산소를 사용하지 않는다. 따라서 해당계 에너지가 사용되고 나면 그 부산물로 젖산이 근육에 쌓이게 되면서 피로와 통증을 느끼게 되는 것이다. 주로 암세포는 이 해당계를 통해 에너지를 얻고 있는 것이다.

한편, 일상생활이나 가볍고 지속적인 운동을 하는 지근(遲筋)은 산소를 사용하는 미토콘드리아에서 산소를 물과 이산화탄소로 분해하는 과정에서 대량의 에너지를 얻지만, 대량의 활성산소도 발생하게 된다. 속근세포에는 미토콘드리아가 적기 때문에 젖산을 연소시키지 못하고, 젖산은 지근으로 옮겨져 연소된다. 이 양자의 균형에 의해 혈액 중 젖산 값이 결정된다.

그런데 수소 기체를 미리 흡입해 두면 과도한 활성산소 발생을 억제하거나 무해화할 수 있다. 따라서 피로가 생기기 어렵고 젖산을 효율적으로 연소시킬 수 있다.

선수 생명 연장의 꿈

수소흡입요법은 단기간에 여러 경기를 치러야 하는 토너먼트에서 특히 도움이 된다. 분당 1,200cc(수소 66.66%+산소 33.33%) 내외로 발생하는 발생 장치의 경우 매일 휴식 시간에 60분 이상 흡입하면 연전을 거듭해도 피곤하지도 또한 피로가 쌓이지 않고, 근육통도 일어나지 않는다. 연습에서도, 경기에서도 수소 가스 흡입을 병용하면 항상 높은 기량을 발휘할 수 있으며, 길게 보면 선수 생명 연장에 큰 도움이 된다. 현재 미국, 일본에서는 이러한 사실이 입소문으로 퍼져 수소 가스 흡입을 받아들이는 스포츠클럽이나 팀이 늘고 있다.

"경기 중 지구력과 집중력이 한층 높아졌습니다. 그리고 타박상의 회복이 매우 빨라졌고, 격한 움직임을 계속해도 좀처럼 근육 통증이 일어나지 않았으며, 다음 날 피로가 남지 않았습니다."라고 일본 BMX 플랫 랜드 초대 월드 시리즈 챔피언인 모리사키 선수는 이야기한다.

"지금은 매일 아침 30분과 경기 전 30분 수소 가스 흡입을 거르지 않습니다. 그 외의 시간에도 작업을 하면서, 또 수면을 취하면서 수소를 흡입하는 횟수와 시간을 많이 늘리는 편입니다. 보조 식품을 섭취하기도 했지만, 이제는 수소 가스 흡입을 매일 하고 있습니다."

지금은 자신의 삶에 수소 가스 흡입은 빼놓을 수 없는 것이 되었다는 모리사키 선수, 모든 스포츠맨, 운동선수, 그리고 그들을 이끄는 지도자에게 있어 분자수소흡입은 경기력 향상과 더불어 운동선수의 건강을 도모하는 두 마리 토끼를 잡게 될 것이다.

'수소흡입이 운동선수의 기량을 그렇게 높일 수 있다면, 도핑(운동경기에서 체력을 극도로 발휘시켜서 좋은 성적을 올리게 할 목적으로 심장 흥분제·근육 증강제 따위의 약물을 먹이거나 주사 또는 특수한 이학적 처치를 하는 일)이 아닌가?' 그런 의문을 갖는 분도 있을 것이다. 그렇지만 걱정 없다.

수소는 원래 장내에서도 만들어지는 물질이다. 우리 몸 안, 특히 입 안이나 대장 안에는 많은 미생물이 살고 있다. 그중에는 우리가 먹은 음식을 분해하여 수소 가스를 만드는 미생물이 있다. 또한 우리가 호흡하는 대기 중에도 0.6ppm 정도의 수소 기체가 포함되어 있기도 하다. 즉 우리는 누구나 미량의 수소를 체내에 가지고 있다.

수소는 진통제와 같이, 약물에 의한 효과처럼 또는 마취하는 것처럼 피로와 통증을 억제하는 것이 아니다. 그래서 몸에 나

쁜 영향이나 부작용도 없는 것이다.

종목별 경기력 향상, 수소흡입 프로젝트

스포츠 경기에서 눈과 감각, 빠른 판단을 통한 순간적인 순발력은 뇌의 작용 없이 고도의 플레이를 펼칠 수는 없다. 앞서 언급한바 뇌 기능을 높이는 수소흡입은 다양한 스포츠 현장에서 자신이 가진 능력을 최대한 발휘하는 데 도움이 될 수 있다.

다음은 스포츠 종목을 중심으로 구체적인 활용 방법을 소개한다.

축구

축구 선수의 공 다루는 기술은 물론 적군, 아군의 위치 파악과 그에 따른 적절한 포지션, 경기 중 계속 뛸 수 있는 체력 등이 요구된다. 뇌의 기능에 비추어 보면 고도의 운동이나 적확한 판단 등 전두엽 피질의 역할이 매우 큰 스포츠이며, 운동량의 격렬함으로 인해 대량으로 발생하는 활성산소에 대한 대응이 수준 높은 플레이를 위한 열쇠가 될 것이다. 수소흡입은 이러한 뇌 기능을 지원하는 작용이 있는 것 외에 야다 유키히로 교수 실험에서 보듯 동체 시력이 향상되어 시야가 넓어지는

효과도 확인되고 있다. 넓은 그라운드에서 항상 적이나 아군의
위치를 파악하고, 적절한 포지션으로의 움직임을 필요로 하는
축구에는 바로 최적이라고 할 수 있다.

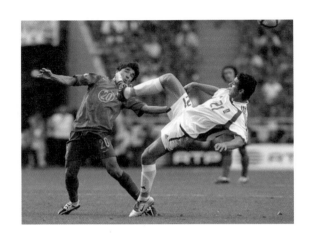

경기에서 수소의 특성을 최대한 살리려면 시합 전 충분한
수소흡입을 권장한다. 시합 중 대기하고 있는 후보 선수는 미
리 수소를 흡입하면서 대기, 선수 교체의 사인이 떨어질 때 출
전, 최대의 기량을 발휘할 수 있을 것이다. 수소흡입의 단기적
인 효과는 사람에 따라 60분 정도면 사라지지만 하프 타임 휴
식 시간에 짧게라도 다시 흡입하면 효과가 나타난다. 다만 이
때 흡입은 짧은 시간이기 때문에 고농도의 많은 양을 흡입해
야 한다는 것이다.

프로 선수의 경우는 연습 전후 수소흡입은 피로를 해소하고 집중력이 높아지기 때문에 평소 연습에 실력을 쌓는 가장 효과적인 방법이 될 것이다. 시야가 넓어지고 판단력이 향상된 상태에서 플레이가 몸에 착착 붙는다는 감이 올 것이다. 연습 후에 흡입하면 대량으로 발생한 활성산소가 억제되어 상처 입은 근육을 빨리 회복하는 효과를 기대할 수 있다.

야구

야구에서는 선수의 역할이 각각 다르기 때문에 수소흡입은 각 포지션별로 요구되는 기능에 적합한 흡입 방법을 택하는 것이 중요하다.

예를 들면 투수는 마운드에 서있는 동안 지속적으로 투구를 하기 때문에 유산소 운동에 의해 체내에서 활성산소가 대량으로 발생한다. 경기 결과에 대한 책임도 무겁기 때문에 스트레스로 인한 뇌 피로의 정도도 큰 포지션이라고 할 수 있다. 따라서 이닝 사이 아군이 공격하는 동안 부지런히 수소를 흡입하는 것이 좋다.

타격과 수비 능력으로 팀에 공헌하는 야수에게 필요한 것은 고속으로 움직이는 공을 보는 능력과 순간적인 시각 정보를 통합하고 적절하게 신체를 움직이는 고도의 운동 능력이다. 예를 들어 연습을 충분히 한 선수는 타자가 쏘아 올린 플라이를 위험하지 않게 포구하지만 이때 뇌에서는 고도의 정보 처리가 이루어지고 있다.

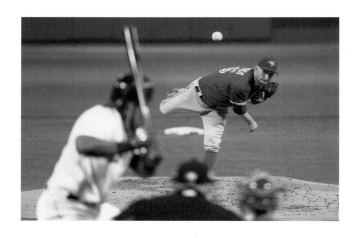

또한 타석에 들어선 경우에도 시속 150km 이상의 투구를 반격하는 데 필요한 기능은 매우 복잡하다. 직경이 불과 7cm 정도인 공을 적확하게 파악하는 것은 물론, 미묘하게 각도를 조정하여 타구의 방향을 컨트롤해야 한다.

앞서 설명한 바와 같이 수소흡입은 시인성을 높이는 기능이 있다. 또한 고급 정보 통합과 운동을 담당하는 전두엽 피질을 활성화하는 작용도 있으므로 야수에 요구되는 플레이의 질을 높이는 효과는 크다고 생각한다.

축구와 달리 야구는 이닝마다 공수가 바뀌기 때문에 연속적으로 운동하는 시간은 적은 편이다. 그만큼 꾸준히 수소를 흡입할 수 있는 시간이 되기 때문에 수소에 의한 성능 향상이 강하게 나타나는 종목이 아닐까 생각한다.

또한 투수 등 압력을 많이 받는 플레이를 해야 하는 선수들의 긴장이 완화되어 탄탄한 플레이로 이어질 수 있다.

테니스

최근의 테니스는 라켓이나 플레이 기술이 진화되어 육체에 대한 부하가 매우 큰 스포츠 중 하나라고 한다. 최고 선수의 남자는 시속 200km 이상의 빠른 서브를 되받는 스트로크 볼도 그에 육박하는 속도로 날린다. 공을 따라 잡아 정확하고 강하게 반격하기 위해 뇌에게는 고도의 정보 처리 능력이 요구된다. 또한 축구나 야구와 달리 테니스는 1대1 혹은 2대2 등 소수의 인원으로 싸우는 스포츠이기 때문에 선수 한 사람이 안고 있는 심신의 스트레스는 매우 큰 것이다.

경기 중에는 코치와 커뮤니케이션도 할 수 없어 매우 외로운 상황에서 전투가 계속된다. 실수가 따를 때 톱 플레이어도 강한 초조감을 보이는 등 심신의 밸런스가 무너져 자멸하는 케이스도 많다. 테니스가 가지는 그런 특징을 감안할 때, 수소흡입에 의해 기량이 향상될 가능성이 매우 높다고 말할 수 있을 것이다. 먼저 연습 시 뇌와 육체의 피로가 크기 때문에 충분히 회복할 수 있도록 취침 전 또는 취침 시 수소를 흡입하는 것을 권장한다.

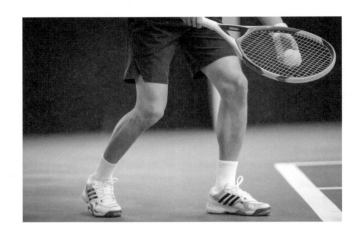

경기에서는 시작 직전에 흡입함으로써 집중하여 게임에 임할 수 있지만 경기 중에 수소를 흡입할 수 있는 시간이 다른 경기에 비해 없다. 첫 게임을 제외하고 홀수 게임마다 코트 체인지를 실시해, 그때 휴식이 인정되지만, 1분 30초밖에 되지 않기 때문에 적합하지 않다. 세트마다 있는 2분 휴식도 너무 짧기 때문에 시합 전에 충분히 수소를 흡입하고 출전한다면 큰 도움이 될 것으로 판단한다.

마라톤

경기로서의 마라톤은 유산소 운동의 정점에 서 있는 스포츠이다. 강도 높은 운동을 장시간 계속하기 때문에 활성산소가 대량으로 발생하고 산화 스트레스에 노출된 뇌는 크게 피로하다.

한편, 조깅은 사람에 따라 달리는 거리와 속도가 다르기 때문에 신체에 미치는 부하는 개인차가 매우 크다. 장거리를 빨리 달리는 사람도 있고, 적당한 거리를 천천히 달리는 사람도 있기 때문이다.

어쨌든 유산소 운동이기 때문에 활성산소가 대량으로 발생하는 것은 확실하고, 각각 활성산소를 억제하는 작용을 갖는 항산화 효소 SOD도 체내에서 증가한다. 하지만 항산화 효소의 증가에는 한계가 있기 때문에 부하가 크게 일어나는 마라토너들은 활성산소를 처리하지 못하여 산화에 의한 조직 손상을 받기 쉽다고 말할 수 있다. 강한 피로가 남아 노화가 빨리 진행되는 것 외에 질병이 발병할 위험도 높아진다.

한편, 인체가 가지는 개별적 부하의 정도를 넘지 않고 뛰는 사람은 항산화 효소의 증가가 활성산소의 증가분과 균형이 유지되거나 웃돌기 때문에 노화가 억제되어 질병의 위험이 줄어든다. 적당한 운동이 몸에 좋다고 하는 것은 이 기능 때문이다.

그런데 어느 정도의 운동이 건강에 좋은지는 개별적 체력에 따라 사람마다 다르고 정작 본인은 어느 정도가 적당한지 알 수가 없는 것이 문제이다. 운동을 하면 할수록 몸은 더 높은 강도의 운동을 요구한다. 마라톤 등 심한 운동으로 스트레스를 받으면 우리 몸은 코티졸이라는 호르몬을 분비한다. 코티졸은 스트레스가 큰 응급 상황에 빨리 대처하도록 집중력을 높여주는 호르몬이며 이때 뇌는 도파민이라는 신경 전달 물질도 함께 분비한다. 그래서 만족감을 느끼며 더 강도 높은 운동으로 이어지는 것이다. 수소는 바로 이런 '과잉 주행'의 폐해를 억제하는 효과가 있다.

권장 방법은 출전 전후 평소, 취침 시 수소를 호흡하는 것이다. 러닝 직후는 활성산소가 대량으로 발생해 있기 때문에 수소흡입으로 신체의 산화를 억제할 수 있다. 그래도 남아 있는 데미지는 취침 중에 재생되기 때문에 제대로 잠을 자려면 수소를 흡입하면서 취침하는 것이 도움이 된다.

5. 분자수소흡입은 뇌를 쉬게 한다

현대인들은 늘 피곤하다

사업, 직장 등에서 나름의 스트레스에 의해 만성 피로감이나 권태감에 시달리고, 집중이 되지 않으며, 쉬어도, 잠을 많이 자도, 피로가 회복되지 않아 고민하는 사람이 적지 않다.

실제로 '국가건강 정보포털 의학정보'에 의하면 피로를 주 증상으로 호소하면서 동네 의원을 찾는 환자들이 전체 환자의 약 24% 정도가 된다고 한다. 일차 진료 의사를 찾는 환자 중 1개월 이상 피로 증상이 지속되는 경우는 15~30% 정도이고, 6개월 이상 피로 증상이 지속되거나 반복되는 경우도 10~20% 정도인 것으로 보고되고 있다.

남녀노소를 막론하고 누구나 피로 증상을 느끼지만 일반적으로는 여성들이 남성들에 비해서, 그리고 60세 이상의 노인들이 젊은 사람들에 비해서 피로 증상이 더 많으며, 피로 증상을 호소하는 환자들 중에서 신체적 질환이 원인인 경우는 50% 미만이지만 40세 이상의 환자들에서는 40세 미만의 환자들보다 신체적인 질환에 의한 피로가 2배 정도 더 많다는 게 통계이다.

이는 과거에 비해 스트레스로 인한 피로 증상을 호소하는 환자들이 점점 더 늘어나고 있는 추세이고, 만성 피로 증후군도 점점 더 늘고 있는 상황으로 보인다. 그러나 문제는 피로 증상의 원인이 워낙 다양하고 복잡해서 이 질환을 치료할 특별한 방법과 수단이 없다는 것이 문제이다.

최근 연구에서 만성 피로의 원인은 피로 물질(Fatigue Factor)이라는 단백질로, 이 물질의 축적이 피로의 한 원인임을 시사하고 있다. 어쨌든 피로의 정체에 대해서는 아직 명확한 답이 나와 있지 않은 것이 현실이다. 이런 가운데 2018년 12월 독일의 본 지그문트 프로이드(Bonn Sigmund-Freud-Str)대학 병원에서 실시한 연구에서 한 가지 답을 이끌어 냈다.

피로의 정체는 뇌가 스트레스를 받고 혼동이 생기면 자율 신경계가 정상 기능을 잃게 되면서 피로가 발생된다는 것이다. 긴장 상태일 때 활성화되는 교감 신경과 휴식 때 활성화되는 부교감 신경 두 개가 서로 환경이나 상황에 따라 브레이크와 액셀처럼 균형을 취하면서 기능하는 것으로, 몸의 순환과 유지에 핵심 역할을 하고 있다. 이 자율 신경의 균형이 무너진 상태가 '뇌 피로의 발생과 그 악화'에 관계하고 있다는 것이다.

예를 들어, 장시간 컴퓨터 모니터를 보고 있으면 눈이 피곤하다. 이때 실제로 피곤한 것은 눈이 아니라 뇌라는 것이다. 사람은 일반적으로 먼 곳을 볼 때 긴장 상태가 완화되어 부교감 신경이 활성화되고, 가까운 곳을 볼 때 긴장하여 교감 신경이 활성화된다. 그런데 PC에서 작업을 할 때는 긴장하면서 가까운 것을 보는 상태가 지속되기 때문에 자율 신경계의 균형이 깨지고 뇌 피로가 발생한다. 따라서 피곤한 뇌는 '눈이 피로해졌다'는 신호를 보내 더 이상 컴퓨터 작업을 하지 말라는 신호를 보내는 것이다.

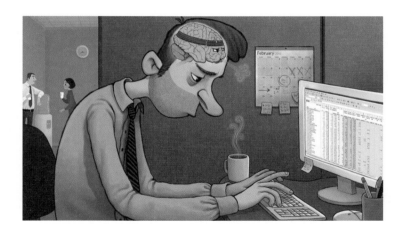

기억력은 뇌가 피곤하지 않을 때와 피로한 상태일 때 큰 차이가 난다. 지친 뇌에서는 기억을 오래 정착시킬 수 없다. 또한 스트레스에 대한 저항력도 약해진다. 이와 같이 뇌 피로가 사람에게 미치는 영향은 심대한데 효과적인 해소 방안은 지금까지 별로 없었다. 피로 회복제 드링크 등이 있지만, 이것은 주로 카페인으로 뇌를 흥분시켜 일시적으로 피로를 느끼기 어렵게 하고 있을 뿐, 자율 신경계 균형을 유지케 하는 것은 아니다. 또한 건강 기능 식품을 복용하는 사람도 있지만, 뇌 피로 회복 효과에 대해서는 과학적 근거가 부족한 것이다.

"잠을 많이 잤는데도 피곤이 가시지 않는다", "주말에 휴식을 취했는데도 몸이 무겁다" 이렇게 느끼는 사람이 적지 않다.

피로의 배경에는 현대인들이 살고 있는 문화와 환경과 관련된 부분도 있다. 늘 손에 쥐고 쳐다봐야만 하는 스마트폰으로 과도한 정보와 그 처리에 스트레스 안고 살아가기 때문에 뇌 피로는 누적될 수밖에 없는 처지에 놓여 있다. 또 불규칙한 생활이나 만성적 수면 부족, 육아와 일, 복잡한 인간관계의 스트레스, 음주 등 일상생활에서 다양한 스트레스를 안고 있어, 피로가 늘 축적되어 있다. 피로가 축적되면 업무 효율이 떨어지고 실수가 많아진다. 또 휴식 없이 장시간 일을 하는 경우는 더 심해진다.

통계청 국가지표에 의하면 한국의 노동 생산성 수준은 OECD 주요 국가들과 비교해 보면, 2017년 기준으로 미국, 프

랑스, 독일 등은 시간당 약 60달러에 이르지만 한국은 34.3달러로 이들 국가의 절반 수준에 그치고 있다.

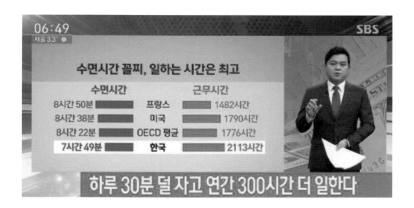

반면 OECD 국가 중 최장 시간을 일하면서도 또 나름 성실하게 일하고 있음에도 불구하고 효율 면에서 하위권에 있는 것은 만성 피로에 의한 생산성 저하라는 영향을 이야기하지 않고는 설명이 되지 않는다.

피로의 원인은 뇌에 있었다

몸이 무겁고, 자도, 쉬어도 피곤한 원인은 크게 4가지로 구분해볼 수 있다.

- 과도한 운동이나 휴식 없는 일, 또는 육체노동에 의한 근육의 혹사

- 환경, 스트레스로 인한 정신적 피로

- 질병에 의한 피로

- 뇌의 산소, 영양 부족으로 인한 피로

컴퓨터로 일을 계속하는 경우에는 엉덩이와 허리, 눈 등에 경직과 피로를 느낀다. 또는 인간관계로 인해 스트레스를 받거나 질병에 걸리면 전신이 나른하고 의욕이 없고 실수를 반복한다.

이런 피로감을 해소하기 위해 흔히 찜질이나 안마로, 눈에는 안약 등 대증요법을 한다. 하지만, 이것은 일순간 느낌이 있을 뿐 피로가 가시지 않는다. '무기력, 피곤하다'고 느끼는 것은 근육이나 눈이 아니고 뇌가 피곤한 것이기 때문이다. 뇌는 더 이상 일을 하지 말라고 눈이나 근육을 통해 신호를 보내는 것이다. 이것이 피로의 정체이다.

우리 인체는 체온과 혈압, 혈중 산소 농도 등에 조금만 변화가 생겨도 뇌는 자율 신경의 균형을 유지하기 위해 과도하게 활동하는 신체조직 부위에 대해서 활동을 중단하라고 명령한다. 특히 파킨슨, 뇌졸중 환자들이 공통적으로 늘 피곤한 이유도 여기에 있다.

위의 4가지 원인이 무엇이든 신체의 컨디션이 바뀔 때마다 뇌는 활발하게 활동을 하고 명령을 내리기 때문에 다양한 스트레스에 노출된 현대인의 대부분이 만성 피로를 느끼고 있는 것이다.

'피로 물질'과 '피로 회복 물질'

그러면 뇌는 어떻게 체내 컨디션의 변화를 인식하는가? 그 열쇠를 쥐고 있는 것이 '피로 물질(Fatigue Factor)'이라는 특수 단백질이다. 앞서 언급했지만 누구나 미토콘드리아에서 에너지를 생산하는 과정에 '활성산소'라는 물질이 체내에서 발생한다.

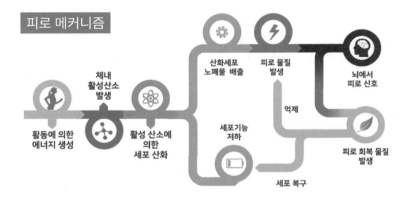

피로 메커니즘

활동에 의한 에너지 생성 · 체내 활성산소 발생 · 활성 산소에 의한 세포 산화 · 산화세포 노폐물 배출 · 피로 물질 발생 · 뇌에서 피로 신호 · 세포기능 저하 · 세포 복구 · 억제 · 피로 회복 물질 발생

과도한 활성산소에 의해 산화된 세포는 영양 흡수와 노폐물의 배출이 어려워지면서 결국 사멸하거나 암세포로 변화하는 등 신체에 악영향을 미친다. 따라서 체내에 산화한 세포의 노

폐물에 의해 피로 물질이 분비될 때 뇌의 시상하부에 피로하다는 경고 신호를 보내는 것이다.

한편, 피로 물질이 분비되면 체내에서는 피로 회복을 촉진하는 '피로 회복 물질(Fatigue Recovery Factor)'도 분비된다. 피로 회복 물질 중 대표되는 화합물은 체내에서 자연 생성되는 타우린(Taurine) 또는 2-아미노에탄술폰산(2-aminoethanesulfonic acid)이라는 물질이 있는데 이는 담즙의 주성분이며 대장에서도 생성되며 체중의 0.1%까지 차지하기도 한다.

타우린은 체내에서 글루타티온이 생성되는 작용을 도와 간의 피로를 없애는 데 상당한 도움을 주고, 칼슘이 적절하게 세포 내로 이동할 수 있도록 삼투압 조절에 핵심적인 작용을 하는 것으로도 알려져 있다. 이 외에도 혈압 상승을 불러오는 교감 신경 작용을 억제하고, 심장의 규칙적인 펌프 운동을 유도해 혈액 흐름을 원활하게 만들어 심장 질환 예방의 효능까지 보고되고 있다.

문제는 나이가 들수록, 또는 자율 신경의 균형이 무너질 때는 이 피로 회복 물질의 분비량이 줄어든다는 것이다. 피로 회복 물질이 줄어들면 당연히 체내 과도한 활성산소 발생을 억제할 시스템에 구멍이 뚫리게 되고 나아가 피로감은 더 들게

되는 것이다. 피로 물질은 더 늘어나고 피로 회복 물질의 분비량은 적어지면 피로 회복이 따라 잡지 못하여 점점 더 피로가 쌓여간다. 그래서 더 피로해지는 악순환이 생기며, 나이를 먹으면 피곤을 쉽게 느끼는 것도 바로 이 때문인 것이다.

고치지 못하는 피로, '만성 피로'가 죽음을 부른다

최근 만성 피로로 고민하는 사람이 급증하고 있다. 일반적으로 피로는 계속되는 기간에 따라 3가지로 분류되는데, 하루 자고 나면 회복하는 피로는 '급성 피로', 1주일 정도 계속되는 피로는 '아급성(亞急性) 피로', 6개월 이상 지속되는 피로를 '만성 피로'라 한다.

피로감이 계속되는 것은 수면과 정신, 육체의 휴식을 제대로 취하지 못하기 때문이다. 몸은 밤이 되면 교감 신경 활동을 대신하여 부교감 신경 활동이 증가하고 수면을 준비하는 것인데, 뇌 피로가 쌓이면 심신이 흥분 상태로 교감 신경 활동이 높은 상태로 유지되어 수면이 어렵게 되는 것이다. '피곤한데 잠을 잘 수 없는' 불면으로 고생하는 사람이 많은 것은 이 때문이다.

만성 피로가 지속되면 고혈압과 협심증, 심근 경색 등의 순환기 질환, 위·십이지장 궤양 등의 소화기 질환의 위험이 증가하며 면역력이 저하되어 감기나 인플루엔자 등의 감염 질환에 걸리기 쉽다.

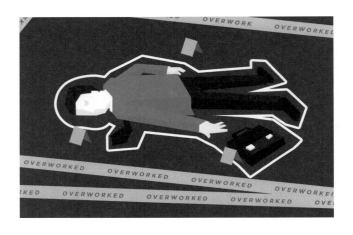

특히 암의 발병 위험이 증가하며, 암 투병 중인 사람들은 매우 주의를 기울여야 할 대목이다. 암세포는 세포 재생 과정에서 여러 가지 이유로 변이된 세포인데 앞서 언급했듯이 체내에서 과도한 활성산소가 만들어질 경우 많은 세포가 산화할 가능성이 높아지게 되고 그 산화한 일부 세포가 암세포로 변화하는 것이다. 일반적으로 암세포는 체내의 면역 기능에 의해 제거되지만, 인체의 면역력이 저하되면 암세포 입장에서 보면 매우 살기 좋은 환경이 된다.

또한 만성적인 뇌 피로는 정신 건강에도 악영향을 미친다.

사람의 정신은 도파민과 세로토닌, 노르아드레날린 등의 신경 전달 물질이 균형 있게 분비됨으로써 정상적인 상태를 유지한다. 뇌 피로가 축적되면 신경 전달 물질의 분비가 흐트러져 무기력과 불안의 증대와 우울증 등의 정신 질환을 일으키기 쉬워진다.

의지가 강한 사람의 뇌 피로는 더 위험하다

어떤 사람은 의지가 강하여 스트레스도 별로 없고 피곤하지도 않다고 하는 사람이 있는데 절대 방심해서는 안 된다. 예를 들어 일에 대해 긍정적인 마음으로 임하는 사람은 외견상 그다지 피로감을 느끼지 않는 경우가 있다. 이 경우, 사실은 피로하지만 동기가 높은 흥분 상태에 있기 때문에 피로한데도 피로를 느끼지 않는 것일 뿐이다. 의욕을 가지고 일을 하면, 자기만족의 성과가 있어 뇌가 활성화됨으로써 쾌감을 가져다주는 도파민이 방출된다. 도파민은 고통을 억제하는 효과도 있기 때문에 대량으로 분비하면 '피로'를 느낄 수 없게 된다.

피곤한데도, 항상 의욕이 넘쳐 열심히 일하고 있다. 직장에서 그런 사람이 있으면 본인도 자각할 수 없는 '숨어 있는 피로'를 의심해 봐야 한다. 피로를 감지할 수 없으면 의식적으로 확실하게 휴식을 취하지 않기 때문에 계속 무리하기 쉽다. 건강하게 일하던 사람이 예고도 없이 갑자기 쓰러지는 사건이 자주 일어나는 것은 숨겨져 축적되어 온 피로의 데미지가 폭발한 것이기 때문이다.

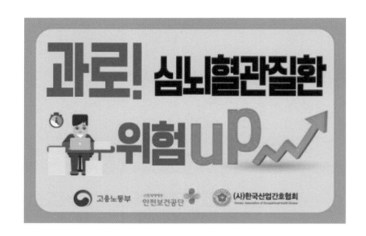

6. 뇌 피로에 의한 기능 저하

집중력

뇌가 피로해지면 피로가 쌓이는 만큼 집중력이 떨어지는 것을 많은 사람들이 경험해 왔다. 효율적으로 공부를 한다거나 짧은 시간에 많은 작업을 해내려면 가능한 한 오랫동안 집중력을 유지하는 것이 중요하다. 그럼에도 불구하고 집중력을 유지하지 못하는 것은 인간은 원래 집중을 피하는 근본 성질이 있기 때문이다.

예를 들어, 눈앞의 목적지에만 집중하면 사각 지대에서 다가오는 위험한 동물이나 자동차를 알아차리는 것이 늦어진다. 하나의 작업에 지나치게 몰두하면서 여러 작업을 병행하는 것이 어려운 이유이다. 사람이 살아가기 위해서는 동시에 여러 개의 정보를 처리하고 그것들에 대응해야 하기 때문에, 사람의 뇌는 자연스럽게 곳곳에 주의를 분산하도록 진화해 왔다.

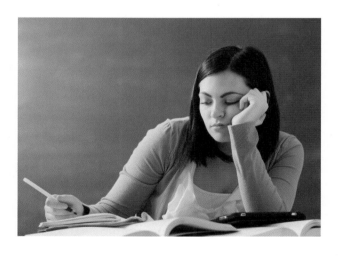

따라서 집중하여 일이나 공부를 하려면 뇌에 주어지는 불필요한 정보를 의도적으로 차단하고 필요한 정보의 처리만을 수

행하는 변칙적인 행위를 하여야 하기 때문에, 뇌에는 당연히 피로가 쌓이기 쉬워진다. 뇌의 각 부위가 균형 있게 활성화되면 활동의 균형이 무너져 단번에 피로가 진행될 수 있다.

기억력

일을 배우고 습득하려면 받아들인 정보를 기억으로 정착시켜야 한다. 기억에는 '단기 기억'과 '장기 기억'이 있고, 어떤 것이 기억될 때는 우선 '단기 기억'으로 뇌의 '해마'에 기억이 된다. 단기 기억이 보존되는 시간은 몇 초이며, 일반적으로 7개 정도 기억이 유지된다.

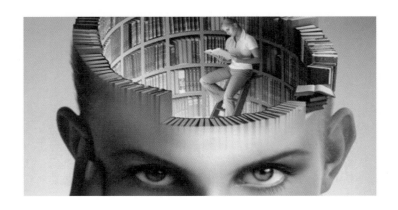

그 후 오랫동안 기억할 필요성이 있다고 판단되는 것은 대뇌 피질의 측두엽이라는 부위로 보내져 저장된다. 해마는 단기 기

억을 저장하는 것과 함께 장기 기억으로 보내야 할 정보인지 여부를 분별하는 역할도 수행하고 있다. 그런데 뇌가 피로하면 이 해마의 기능이 쇠약해져 '단기 기억'을 '장기 기억'으로 전환하는 것을 잘 할 수 없게 되므로 기억력이 저하되고 만다.

운동 능력

스포츠에서 성공하려면 단련된 육체, 즉 근력 강화와 기능 수행이 필요하지만, 당연히 그것만으로는 좋은 성적을 올릴 수 없다. 육체는 뇌의 명령에 의해 적절하게 작동되어야 비로소 높은 성능을 발휘할 수 있다. 따라서 뇌 피로는 운동 능력을 크게 저하시킨다.

예를 들면 명령에서 반응까지의 시간이 지연되기 때문에 이른바 '반사 신경'이 둔해진다. 일본 오사카의 피로학회에서는 뇌 반응 속도를 측정하는 실험 방법의 하나로 모니터에 나타나는 25개의 숫자를 1부터 순서대로 누르는 'ATMT' 테스트를 실시했다. 한 숫자에서 다음 숫자를 누를 때까지의 시간으로 뇌의 활동도 및 피로 정도를 측정, 횟수를 거듭할수록 뇌가 혼란하고 반응 속도가 늦어진다는 것을 알았다. 특히 만성 피로 증후군 환자에서 그 경향이 강하고 뇌 피로와 근육의 움직임과의 연관성을 확인한 것이었다.

운동 능력의 저하는 프로선수의 성적에 영향을 주는 것임은 물론이고, 일상생활에서도 넘어질 때 손을 짚을 수 없고, 갑자기 접근해 온 장애물을 피할 수 없는 등 부상이나 사고로 이어질 위험성이 있기 때문에 매우 우려해야 할 사항이다.

시야·균형 감각

사람의 시야는 뇌의 상태에 강하게 영향을 받는다. 뇌가 긴장 상태에 있을 때는 주의해야 할 대상을 제대로 볼 시야가 좁아진다. 이것은 긴장 상태로 인해 시점을 집중시킬 필요가 없는데도 시야가 좁아져 있는 상태에 있다고 할 수 있다. 주변의 정보를 잘 인식할 수 없게 되기 때문에, 주변의 뭔가와 자주 충돌할 위험이 높아진다.

또한 뇌의 긴장이 지속되면 평형을 취하기 어려워지기 때문에 넘어질 위험이 증가한다. 아무렇지도 않은 장소에서 비틀거리거나 하면 피로가 아닌지 자문해 보는 것도 중요하다.

현대 사회 생활이 뇌를 혹사시켜 피로를 축적시키고 있다

최근 10여 년간 우리 사회는 급격한 변화가 있었다. 특히 크게 달라진 것이 주변에 있는 정보의 양이다. 인터넷에 이어 손에 들고 다니는 성능 좋은 단말기로 인해 손가락만 누르면 세상의 모든 정보를 실시간으로 접할 수가 있고, 또 의도하지 않은 정보들이 자동적으로 접수되고 있다.

수신 정보가 증가하면 그만큼 뇌는 혹사를 강요당한다. 특히 PC를 사용한 업무는 장시간 같은 작업을 반복, 뇌의 제한된 영역만을 사용하기 때문에 자율 신경의 균형을 교란시켜 뇌에 피로를 빨리 축적시키는 것이다. 피곤해도 편안하게 쉴 수 없는 것이 현대 사회의 특징이다. 과로에 의한 과로사와 정신 질환이 다발하는 최근의 노동 환경에서 기존의 법적 시스템만으로는 해결되지 않는 또 다른 사회적 문제가 되고 있는 것이 현실이다.

일을 비롯하여 가사나 육아, 간병에 쫓기는 매일의 삶에서 누적된 만성 피로 속에서 그만 짜증나서 주위 사람들에게 화풀이를 한 경험은 누구나 있을 것이다. 그러나 이것은 본능에 의한 반응이긴 하지만, 정도의 차이가 문제이다. 정도가 심할 경우 묻지 마 범죄나 뉴스에 나올 법한 사건들의 주인공일 수도 있는 것이다. 보통 때라면 작은 짜증도 이성으로 억제할 수 있지만, 뇌 피로가 누적되면 이성이 정상적으로 작동하기 어렵게 된다. 평상시라면 듣고 흘려버릴 언동에 자극받아, 이성적으로 자기 통제를 하지 못하고 감정을 폭발시키거나 폭력을 휘두르는 등의 문제를 일으키는 것이 모두 이 때문이다.

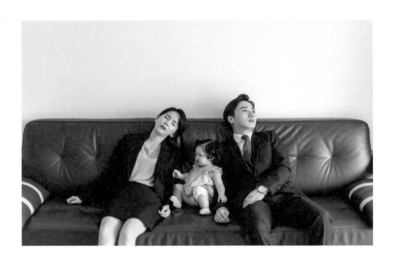

7. '뇌 피로'를 치유하는 수소 과학의 원리

피곤한 뇌의 원인은 '활성산소'

앞서 언급한 바와 같이, 뇌의 활성산소는 자율 신경의 균형을 교란시키는 원인이 되는 동시에 뇌세포를 손상시킨다. 활성산소는 세포막의 지질과 반응하면서 연쇄적으로 세포를 산화시키는 성질을 가지고 있기 때문에 다른 조직도 마찬가지지만 뇌세포인 경우 인체 전체에 큰 영향을 미치게 된다.

뇌 피로 회복 방안은?

과도하게 생성된 활성산소의 작용을 무독화하는 데 도움이 된다고 알려진 각종 식품들의 성분(항산화 물질)인 폴리페놀과 카로티노이드, 비타민 C, 비타민 E 등이 효과를 기대할 수 있다고 한다. 하지만 이러한 항산화 물질은 분자의 크기나 지질과의 반응성 등에 따라 체내 필요로 하는 곳에 도달하지 못하는 경우가 많다.

사람의 세포는 지질을 많이 함유하고 세포막으로 덮여 있기 때문에 비타민 C나 일부 폴리페놀과 같은 지방에 녹기 어려운 물질은 세포 내까지 흡수되지 않기 때문에 세포 내에서 발생한 활성산소에 대해서는 직접적으로 작용하기가 어렵다. 특히 이들 물질들은 소화 흡수에 의해 혈관을 타고 흐르는데 뇌혈관 관문을 통과할 수가 없어 뇌에는 무용지물인 것이다.

그래서 이 문제를 해결하는 방안으로 분자수소흡입요법이 대두되고 있는 것이다. 수소는 원소 중 양자와 전자 하나씩으로 이루어진 가장 가볍고 작은 원자이다. 기체로는 원자가 두

개 결합한 분자수소(H₂)로 존재한다.

현실의 수소분자는 매우 적고, 다양한 원자와 결합하여 다양한 물질을 구성하고 있다. 사람의 몸도 아미노산과 지방산, 당류 등도 수소가 탄소나 질소 등과 결합하여 만들어진 것이다.

따라서 분자수소는 물질이 닿지 않는 뇌세포까지 침투, 활성산소를 무독화하여 피로로 이어지는 신체의 손상을 경감하거나 회복시킬 수 있는 것이다. 순환기 질환 즉, 뇌졸중, 심근경색, 동맥 경화, 고혈압은 물론이고 치매, 알츠하이머까지 분자수소흡입요법의 연구가 많이 이어지고 있는 이유이다.

8. 일본 츠쿠바 대학 뇌 피로에 대한 수소흡입 실험

2016년 12월 츠쿠바 대학 대학원 야다 유키히로 교수의 '자율신경 활동', '뇌 스트레스', '대뇌 전두엽의 혈류 변화'에 대한 유효성 평가 시험의 결과를 살펴보면(20~30대 여성 17명을 대상으로 한 수소흡입 후 통합 심리 생리학적 평가법에 의한 검증) 특히 뇌에서 일어나는 혈류의 변화에 획기적인 성과를 얻었다.

그 내용은 fMRI 검사 및 NIRS(일본 국립 방사선 의학 종합 연구소) 검사에 의한 뇌 혈류의 변화에서, 수소흡입에 의해 대뇌 전두엽 부분의 활동이 활성화되어 '심신이 편안해지면서 집중할 수' 있는 상태로 변화하는 것으로 나타났다. 이것은 수소에 자율 신경을 관장하는 대뇌를 활성화하는 작용이 있기 때문이라고 추정한다.

수소흡입이 뇌 피로를 경감시켜주는 객관적 데이터 결과를 요약한다.

참고: 자율신경이란; 호흡, 순환, 대사, 체온, 소화, 분비, 생식 등 생명활동의 기본이 되는 기능이 항상성을 유지하는 데 중요한 역할을 하는 기능으로 자율신경은 무의식적으로 작용한다.
자율신경의 종류는 교감신경과 부교감신경이 있으며 이들 신경의 기능은 서로 길항하는 관계인데, 교감신경은 심박수를 증가시키고 혈압, 혈당을 높이며 소화관의 분비, 운동을 억제한다. 신체가 어떤 긴급 사태에 처했을 때 그에 대응할 수 있도록 신체 전반의 기능상태를 바꾸는 것이다.
한편 부교감신경은 교감신경의 기능과는 반대로 에너지를 절약하여 신체에 저장하는 작용과 이완작용을 한다.

〈네이버 지식백과〉

부교감 신경 활성화에 의한 이완 효과

뇌가 피로하면 부정적인 감정에 사로잡혀 집중력과 의욕 상쾌감이 감소되고 우울증 경향이 나타난다. 일반적으로 피로감을 회복하려면 어느 정도 긴 기간에 걸쳐 적절한 휴식과 수면을 취하면 도움이 된다. 하지만 이 방법은 긴 시간이 걸리고 또 '질 좋은' 잠이 아니면 뇌 피로를 회복하는 것이 어렵다.

이 실험을 살펴보면 수소가 뇌에도 뭔가 크게 작용하고 있다는 것을 알 수 있다. 단순히 '기분이 좋아졌다', '몸이 가벼워졌다' 등 설문 수준에 멈추지 않고 과학적인 사실을 보여줄 수 있다면 수소흡입이 신체의 상태나 기능에 대해 작용하는 것이 증명될 것이다. 야다 교수는 여기서 생리학적 측정을 실시해 그 작용을 설명한다.

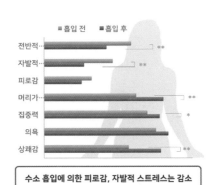

수소흡입 전후 기분 변화

대상자 :
  시내 및 근교에 거주하는 20~30대 여성
  (n = 17)

* $P<0.05$
** $P<0.01$

기분 변화(VAS)
  질문지에 의한 심리학적 분석
  피로감과 집중력 등에 관한 감정 척도
  이 실험에서 각 항목에 대해
  '확실히 느낀다'를 100,
  전혀 느끼지 못한다'를 0으로 하여
  수소흡입 전후의 상태를 듣고 기록

■흡입 전　■흡입 후

전반적…
자발적…
피로감
머리가…
집중력
의욕
상쾌감

수소 흡입에 의한 피로감, 자발적 스트레스는 감소

피부 온도: 수소흡입으로 손가락 끝 온도 상승
스트레스를 받으면 손발 끝까지 혈액이 덜 감

교감 신경이 활발해지면 혈액은 주로 큰 근육, 심장, 눈 등에 집중되고, 소화기관, 손 발끝에는 혈액 공급이 덜 된다. 이것은 긴장을 할 때는 밥을 먹어도 소화가 잘 안되고 복부, 손발이 차가워지는 것을 경험으로 알 수 있는 대목이다.

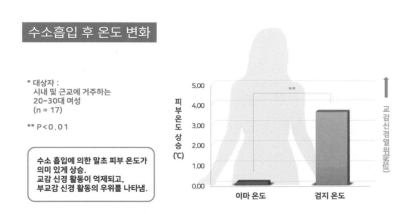

수소흡입 후 온도 변화

* 대상자 :
시내 및 근교에 거주하는
20~30대 여성
(n = 17)

** P<0.01

수소 흡입에 의한 말초 피부 온도가 의미 있게 상승.
교감 신경 활동이 억제되고, 부교감 신경 활동의 우위를 나타냄.

피부온도 상승 (℃)

5.00
4.00
3.00
2.00
1.00
0.00

**

이마 온도   검지 온도

교감신경열위(우위)

야다 유키히로 교수는 분자수소흡입 후 몇 분 내 손가락 끝의 온도를 측정하는 실험에서 약 3℃도 정도 피부 온도가 상승해 있음을 확인했다. 손, 발가락 끝의 온도는 긴장하고 있는지 편안한 상태인지의 정도(교감 신경의 활동 정도)를 나타내는 대표적인 바로미터이다. 요가, 명상 등의 방법으로도 손가락 끝 온도 변화가 있지만, 고작해야 1℃ 미만 상승하는 데 그친다. 신속하고 안정적으로 교감 신경을 억제하고 부교감 신경을 활성화시키는 데는 분자수소흡입이 가장 강력하고 효율적인 방법이라는 것을 보여준 실험이다.

이 실험에서 손가락 끝 피부 온도는 평균 1℃ 상승했고 높게는 3℃ 상승한 참가자도 있었다. 손가락 끝의 피부 온도가 이정도 상승하면 피험자의 대부분은 손가락 끝이 따뜻해졌다고 느낄 수 있다. 일반적으로 체온을 높이는 방법은 사우나, 온열요법 등 여러 가지가 있다. 야다 교수는 지금까지 그들 방법으로도 같은 생리학적 시험을 해봤지만 이렇게 큰 반응이 나온 것은 현재까지 없었다고 한다.

이 결과에서 밝혀진 것은 분자수소가 가진 교감 신경 활동의 억제 효과이다.

동공 수축률: 부교감 신경 활성화 시 동공 수축

앞서 교감 신경이 활성화되면 혈액이 눈으로도 집중된다는 것을 언급했다. 야다 교수는 분자수소흡입 전후 인체의 동공의 수축률을 조사 확인했다. 이 반응은 자율 신경에 의해 제어되고 있기 때문에, 동공 축동과 산동의 모습을 통해 자율 신경의 상태를 평가할 수 있었던 것이었다.

이 실험에서는 동공대광장치(瞳孔対光装置)라는 측정기를 사용하여 이 축동과 산동의 반응을 조사했는데 그 결과, 수소흡입 후 축동이 강하게 일어난 것이다(다음 그림). '손가락 끝 온도의 변화'와 '동공 축동률 측정' 시험에서 알 수 있었던 것은 수소흡입이 자율 신경 활동에 크게 영향을 미친다는 것이다. 즉, 수소를 흡입하면 부교감 신경의 활동이 활성화된다는 것을 확인할 수 있었다.

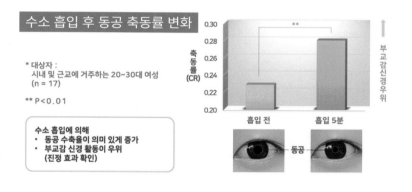

한편, 손가락 끝 피부 온도가 상승했다는 것은 부교감 신경이 높아졌기 때문이 아니라 교감 신경 활동이 억제된, 자율 신경의 균형이 유지된 결과임을 추측할 수 있다.

수소흡입으로 뇌에 무슨 일이 일어나고 있는가?
지금까지의 실험 결과로 수소흡입에 의해 심리적, 생리적 변화가 나타난 사실을 볼 수 있다. 심리적 변화로는 피로감과 스트레스가 감소하고, 더불어 산뜻해지고 의욕과 집중력이 높아지는 것이 관찰되었다. 생리적 변화로는 교감 신경 활동이 억제됨으로써 부교감 신경 활동이 증가하여 진정 효과를 얻을 수 있는 것이 확인되었다. 따라서 분자수소흡입요법은 심신 양면에 작용하는 것으로 볼 수 있다.

수소 흡입이 뇌 활동도에 미치는 영향

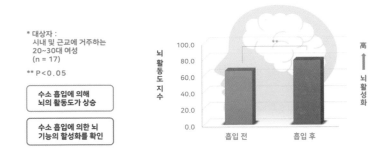

왜 이러한 효과가 나타나는 것일까. 그 메커니즘을 밝히려면 분자수소흡입 시 뇌의 반응이나 기능의 변화를 관찰해야 한다. 따라서 야다 교수는 뇌 기능을 조사하는 최신 기술로 주목을 받고 있는 근적외선 분광장치(NIRS: Near-infrared Spectroscopy) 및 fMRI를 이용, 분석을 실시, 그 결과에 대해 설명한다.

전두엽 활성화

근적외선 분광장치(NIRS)는 근적외선 파장이 770~950nm 광원을 인체에 조사, 뇌와 피부, 근육 등의 혈류의 변화를 관찰하는 장치이다. 근적외선으로 혈액의 헤모글로빈 산소 함유량이 변화하는 모습을 포착, 뇌의 활동을 관찰할 수 있다.

이 장치를 사용하여 특히 감정과 인지 기능, 나아가 기억이나 행동에 관계하는 전두엽 피질 부위(이마 부분)의 뇌 혈류 변화를 측정했다. 이마에 16개의 센서를 장착하여 수소흡입 전 다섯 분의 전두엽 피질 부분의 뇌 혈류 변화와 수소흡입 후 다섯 분의 뇌 혈류 변화를 비교한 것이다.

수소 흡입에 의한 뇌 혈류 변화

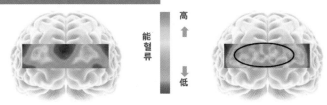

수소 흡입 후 전두엽 피질 중앙부(동그라미 부분)을 중심으로 혈류의 의미 있는 증가를 보였다.

수소를 흡입 전과 흡입 후를 비교하면, 흡입 후 전두엽 피질 중앙부를 중심으로 현저한 뇌 혈류의 증가가 관찰되었다(위 그림). 사실 이러한 변화가 관찰된 것은 세계 최초일 것이다. 분자수소흡입에 의한 뇌 혈류의 증가는 뇌의 활성화를 나타내는 것으로, 이러한 현상은 상식을 보기 좋게 깨는 것이었다.

일상생활에서 의도적으로 이 상태를 만들 수 있는 것은 현재 '수소흡입'만이 가능할 것이다. 따라서 수소흡입은 일, 여가, 운동, 공부 등 생활의 많은 면에서 매우 이용 가치가 높은 요법이라 할 수 있다.

야다 교수의 상기 실험은 수소흡입이 기존의 지식을 뛰어넘는 새로운 사실을 발견한 것이며, 수소흡입이 뇌 기능을 활성화할 수 있다는 것이 분명해진 것으로 보인다. 이로써 앞으로 치매, 파킨슨 같은 난치성 질환에 대해서도 더 많은 연구가 필요한 대목이라 할 수 있다.

야다 교수는 그 외에도 뇌 피로와 뇌의 활동도를 측정하기 위해 개발된 '플리터 테스트'와 함께 컴퓨터 화면에 표시되는 숫자와 문자를 대응시키는 작은 스트레스를 느끼는 테스트를 실시했을 때의 수소흡입의 효과도 검증했다.

플리커 테스트(Flicker Test) 결과
뇌의 피로가 감소하고 활동도가 상승

플리커 테스트는 빛의 점멸을 인식하는 능력을 측정하는 테스트이다. 피험자에게 먼저 주파수 70Hz 정도의 빛을 보여주면서 손가락으로 버튼을 누르도록 한다. 이 주파수에서는 점멸하고 있는 것을 알아차리지 못하지만, 서서히 주파수를 낮춰 빛의 점멸을 알아차린 시점에서 손가락을 떼도록 하고 그때의 주파수를 기록하는 것이다. 이 테스트를 5회 정도 반복한다.

뇌가 피로하지 않은 경우에는 높은 주파수(47~50Hz 정도)에서도 점멸을 인식할 수 있지만 뇌의 활동도가 저하하고 있을 때는, 낮은 주파수(40~43Hz 정도)가 되어야 인식할 수 있다.

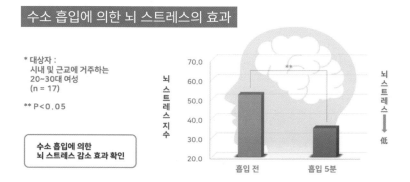

인식 가능한 주파수는 개인차가 있지만, 젊은 사람이나 운동선수들이 빠른 점멸을 인식할 수가 있다. 뇌가 피로해 있으면 눈에서는 점멸을 포착하는데도 시각 정보를 처리하는 대뇌 신

피질의 기능이 둔하기 때문에 인식하지 못할 뿐만 아니라 손가락을 떼는 운동 기능에도 영향을 준다.

간단한 테스트이지만, 시각, 인지, 판단, 손가락 동작 등 여러 가지 뇌 기능을 종합적으로 측정하여 뇌의 피로, 활동도의 정도를 측정할 수 있는 것이다. 수소흡입 전후로 피험자에 대해 이 플리커 테스트를 행한 결과, 플리커 값이 의미 있게 상승하는 효과가 인정되었다.

그중에는 약 7.0이라는 큰 개선을 나타내는 사람도 있어 수소흡입에 의한 피로 감소 효과는 분명 나타났다고 할 수 있다. 따라서 수소흡입에 의한 생리적, 심리적 변화를 종합해 보면 다음과 같이 정리할 수 있다.

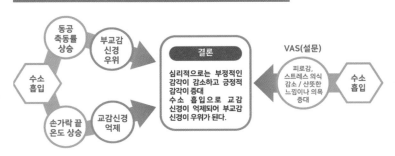

분자 수소 흡입에 의한 심리적, 생리적 변화 정리

9. 코로나19와 분자수소흡입요법

사이토카인 폭풍(cytokine storm)이란

분자수소흡입요법이 바이러스에 인한 '사이토카인 폭풍' 발생을 억제할 수 있는가?

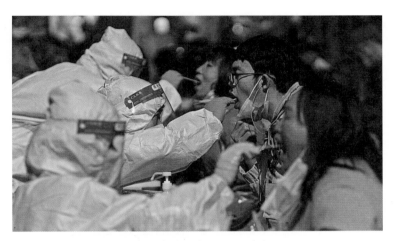

2022년 코로나-19 PCR검사

사이토카인이란 세포 속의 작은 단백질이며 세포 간의 신호를 전달하는 물질이다. 면역 기능의 역할을 하지만 세포 분화, 세포 자살, 길항 작용 등 우리 몸에 여러 가지 필요한 작용을 한다. 보통 스트레스나 바이러스에 의해 면역력이 작동되면 이때 사이토카인이 분비되고 이 사이토카인이 각종 면역세포(NK세포, T, B세포 등)들을 불러 모으는 역할을 한다. 그래서 체온이 적당하게 상승되어 결국 바이러스가 퇴치되는 것이다.

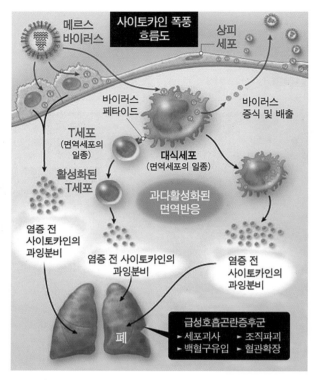

출처: N Engl J Med. 2005 May 5:352(18)1839-42

　문제는 면역세포들이 충분한데도 불구하고 계속 과다하게 분비되는 것을 '사이토카인 폭풍'이라고 하며, 사이토카인 폭풍에 의해 더 많은 면역세포들을 불러와 인체 정상 조직까지 공격하고 주요 장기까지 손상시킨다.

　의학 용어로 '사이토카인 폭풍'으로 인해 정상 조직이 손상을 입는 것을 과다한 활성산소에 의한 산화 스트레스라고 부른다.

세포가 산화(손상)된다는 뜻이다. 평소 면역 체계가 잘 작동하는 건강한 사람은 적절한 면역 발현이 일어나는데 반해 당뇨, 암 환자, 자가 면역 질환자, 노인, 심장병 환자, 평소 면역 체계에 문제가 있는 사람은 사이토카인 폭풍을 주의해야 한다. 특히 코로나19 바이러스가 전 세계적으로 유행이 되고 있는 이 시기에 이런 질환자들은 평소 면역 관리에 특별히 많은 주의를 기울여야 한다.

건강에 대해 말할 때 빼놓지 않는 주제가 항산화이다. 항산화가 과도한 산화 스트레스를 막아 면역력을 지켜주기 때문이다. 많은 이들이 항산화에 좋다는 식품과 영양제를 찾고 있지만 체질을 변화시키기 위해서는 장기간 많은 양을 섭취해야 한다. 더구나 사람마다 소화능력과 체질이 다르기 때문에 기대한 만큼의 항산화 기능을 할 수 있을지 먹으면서도 의문이 들 때가 많다. 그러나 분자수소는 소화능력과 체질에 관계없이 흡입한 만큼 100% 항산화 기능을 발휘할 수 있다는 것이 많은 임상 실험의 결과로 알려져 있다.

연구에 따르면 수소 기체는 항염증, 항산화, 항세포 사멸(anti-apoptosis) 효과 및 산화 스트레스, 염증 반응을 감소시킴으로써 다발성 패혈증 손상, 급성 복막염 손상으로부터 보호하는 유기체를 가지고 있음이 보고되고 있다(호흡기 질환, 패혈증 환자의 분자수소흡입요법 유효 사례는 많이 보고되고 있다.). 바이러스에 의한 조직 손상이 바로 사이토카인 폭풍이 원인이다. 이는 바이러스 자체보다는 염증성 사이토카인 폭풍, 산화 스트레스가 결국 사람을 죽음으로 몰아가는 요인이 된다.

연구에 따르면 수소흡입요법은 사이토카인 폭풍 발생을 억제하고 산화 스트레스를 줄이면서 인플루엔자 등 기타 심각한 바이러스 감염 질환으로 손상된 조직의 증상을 크게 완화시킬 수 있다.

바이러스 치료 수단으로서 분자수소흡입요법

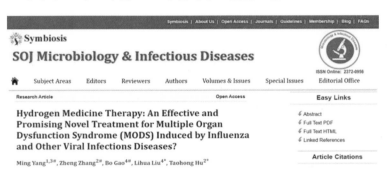

출처: 미국 일리노이주 SYMBIOSIS GROUP LLC 의학 임상 전문 저널/중국 베이징 PLA 종합 병원(인민해방군 종합 병원) 심장학과 Taohong Hu, Ming Yang, Zheng Zhang, https://symbiosisonlinepublishing.com/microbiology-infectiousdiseases/microbiology-infectiousdiseases70.php

수소흡입요법은 인플루엔자 및 기타 바이러스 감염 질환에 의해 유발된 다발성장기부전증후군(MODS)에 대한 효과적이고 유망한 치료 수단이다. 그동안 안티 바이러스 감염요법에 초점을 맞춘 연구는 별로 없었다. 수소흡입요법이 인플루엔자 등 다른 바이러스성 전염병에 의해 유발된 다중장기기능장애증후군(MODS)에 대해 안전하고 신뢰할 수 있는 효과적인 치료법일 수 있는 이유에 대해 살펴보겠다.

코로나19 사이토카인 폭풍 발생 구조

코로나19, 인플루엔자, 에볼라, 중증급성호흡기증후군(SARS) 및 중동호흡기증후군(MERS)을 유발하는 바이러스는 효과적으로 통제하기 어려운 감염성 병원체로 다발성장기부전증후군(MODS)을 유발한다.

바이러스는 전염 경로와 확산 패턴이 광범위하고 다르기 때문에 신종 전염병의 추세, 확산, 범위 및 재발 속도는 현대 의학으로 추정하기가 매우 어렵다. 또한 바이러스에 의해 유발된 질병도 헤아릴 수 없을 정도로 다르다. 인플루엔자 바이러스는 독감 증상과 코 막힘, 기침, 인후통, 콧물, 두통, 근육통 및 불편 증상이 나타난다. SARS는 확산성 폐포 손상, 급성 폐 손상을 유발하여 급성호흡곤란증후군(ARDS), 저산소 혈증으로 높은 사망률을 유발하고 있다.

병원체가 체내 침입을 하면 교감 신경계의 흥분이 야기되는데 이때 스트레스 상태로 이어지며 그로 인한 산화 스트레스는 혈압의 변화에 관여하는 카테콜아민(catecholamine)의 방출을 증가시킨다. 카테콜아민으로 산화가 일어나면서 산화 스트레스의 형성을 가속화하는 많은 자유 라디칼(하이드록실 라디칼 등)이 생성될 수 있다.

한편, 산화 스트레스는 '보체(complement, 혈액 림프에 함유된 단백질 일종, alexin이라고도 함.)' 시스템을 활성화시켜 C3(전환 효소, initial C3 convertase), 류코트리엔(염증성 매개물질, leukotriene)등과 같은 다양한 화학 주성 물질을 생성하여 궁극적으로 호중구를 활성화시킨다. 그로 인해 염증성 침윤물이 많은 기관에서 발생하게 되며, 이러한 모든 병원체는 면역계를 지속적으로 자극하여 통제 불능의 염증 반응을 일으킨다. 즉, 염증성 사이토카인이 몸 전체에서 폭풍 분비가 일어나는 것이다. 사이토카인은 또한 호중구, 호산구, 호염기구, 림프구 및 단핵구를 활성화시켜 염증성 사이토카인을 더욱더 생성하는 악순환으로 이어진다.

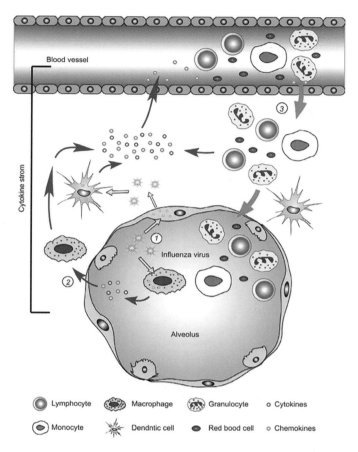

Blood vessel

Cytokine strom

③

Influenza virus

①

②

Alveolus

◎ Lymphocyte　🔵 Macrophage　🌑 Granulocyte　○ Cytokines

⬤ Monocyte　✴ Dendntic cell　● Red bood cell　∘ Chemokines

바이러스에 의한 사이토카인 폭풍 발생 도표

참고: 사이토카인 폭풍이라는 용어는 다수의 과도한 염증 원인이 인터루킨-1, 인터루킨-6, 인터루킨-12, 종양 괴사 인자-α, 인터페론-α, 인터페론-β, 인터페론과 같은 염증인자의 과도한 방출의 의학적 표현이다. (인터루킨: 세포에서 분비되는 단백질로 신호 전달 물질인 사이토카인의 한 종류)

사이토카인과 산화 스트레스 물질 제거하는 분자수소

연구에 따르면 사이토카인 폭풍과 산화 스트레스는 바이러스에 감염될 때 병리학적으로 밀접한 관련이 있다.

사이토카인 폭풍과 산화 스트레스는 병원체를 제거하려고 시도하지만, 그보다 다발성 폐 손상, 폐포 및 기타 정상 조직 손상, 급성호흡곤란증후군 등과 같은 치명적인 증상을 유발해 다른 기관이 타격을 받게 된다. 더욱이 염증과 산화 스트레스가 조직과 기관을 손상시킬 때, 섬유증으로 지속적인 여러 장기 조직의 기능 장애로 이어진다.

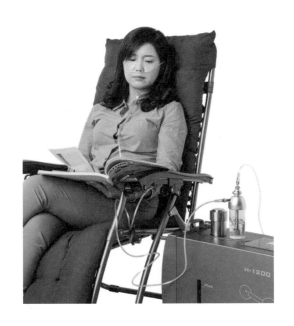

따라서, **이러한 대량의 사이토카인과 산화 스트레스를 적시에 제거하는 것이 중요하며 그 해결책이 분자수소흡입요법이다. 수소흡입요법으로 병원체 감염의 해로운 영향으로부터 조직, 장기를 보호할 수 있다.**

현재, 오셀타미비르(Oseltamivir), 아만타딘(Amantadine), 커큐민(Curcumin) 및 리바비린(Ribavirin)과 같은 백신 및 약물 뿐만 아니라 인플루엔자 및 기타 바이러스 감염 질환에 대한 S1P1R(sphingosine-1-phosphate-1 receptor)을 포함하는 일부 요법이 있다. 하지만 바이러스의 특이한 가변성으로 인해 이런 치료법은 늘 무용지물로 취급되었다.

지난 17년간 발생한 바이러스의 주기를 보면 앞으로 3년 전후로 코로나19 같은 변종의 바이러스는 계속 등장할 것이라고 주장하는 학자들이 많다. 따라서 평소 면역력 강화가 매우 중요하다. 면역력을 강화하는 방법은 여러 가지가 있지만 가장 빠르고 확실하게 산화 스트레스를 줄이고 과도한 활성산소종을 무력화하면서 면역력을 유지할 수 있는 좋은 방법은 분자수소흡입요법이다.

호흡기 질환과 급성 폐 손상 개선 분자수소흡입 연구 자료

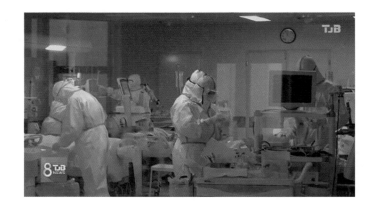

코로나19 바이러스는 최대 2~3주간 잠복기를 거친 다음 나타나는 증상이 고열, 기침, 투통, 인후통, 가래, 근육통 등이며 심할 경우 폐렴, 호흡 곤란 내지 호흡 부전으로 이어지다 사망하는 경우로 확대된다. 주로 면역력이 약한 만성 질환자, 폐암 및 폐 질환자, 호흡기 질환자들은 주의를 기울여야 한다.

분자수소흡입요법의 호흡기, 폐 관련 질환 병증 개선에 대한 실험 연구들을 소개한다.

수소 의학 치료: 인플루엔자 및 기타 바이러스 감염 질환에 의해 유발된 다중장기기능장애증후군(MODS)에 대한 효과적이고 유망한 치료 수단
https://symbiosisonlinepublishing.com/microbiology-infectiousdiseases/microbiology-infectiousdiseases70.php

저자: 중국 베이징 PLA 로켓 군 종합 병원 심장과, 후타 오홍

연락처: +862154740000; hutaohong2010@163.com

Lihua Liu, Institution of Hospital Management, Chinese PLA General Hospital, Beijing, China, llh150@vip.sina.com

수소흡입 쥐 실험에서 다당류에 의해 유발된 급성 폐 손상을 개선

https://www.sciencedirect.com/science/article/pii/S1567576911003663?via%3Dihub

급성 폐 손상(ALI)은 사망률이 매우 높은 심각한 질병이다. 수소흡입은 리포 다당류로 인한 급성 폐 손상을 개선한다.

알레르기성 천식, 쥐에서 수소 가스 흡입으로 기도 염증 및 산화 스트레스 완화

https://asthmarp.biomedcentral.com/articles/10.1186/s40733-018-0040-y

산화 스트레스는 천식병 원인의 주요한 메커니즘으로 간주되었다. 수소 가스는 새로운 항산화제로서 기능하고 여러 질병에서 치료적 항산화 활성을 발휘하는 것으로 입증되었다.

수소흡입이 장시간 인공 산소 호흡 유발로 인한 폐 손상을 완화

https://www.ncbi.nlm.nih.gov/pmc/articles/PMC3219999/

기관지 확장증에 대한 수소흡입의 효능 및 안전성: 무작위, 다기관, 이중 맹검 연구(HYBRID)

https://clinicaltrials.gov/ct2/show/NCT02765295

이 외 최근까지 약 30여 편 관련 연구 논문이 있다.

우리나라는 이에 관한 관련 연구가 거의 없는 반면 일본, 미국, 유럽, 중국에서 이 분야의 연구가 많은 것은 새로운 분야에 대한 다양성을 인정하는 국가와 사회의 제도 때문이 아닐까 생각한다.

최근 필자는 면역력이 떨어진 코로나19 감염 환자들에게 Whole Body Photobiomodulation요법과 분자수소흡입요법을 통한 완치 방법, 후유증 관리 방법에 대해 관련 부처에 제안을 한 바 있다. 그리고 북아일랜드 국립 보건원에서 코로나19 임상을 위해 분자수소흡입 장치와 관련 자료를 요청해와 적극적으로 응대한 사실이 있다.

10. 분자수소흡입요법 임상시험

파킨슨 등 뇌 질환

파킨슨병은 뇌의 도파민 부족으로 생기는 신경성 질환이다. 주요 증상은 손발의 떨림, 움직임이 느리게 되고, 근육 경직 등으로 종종 치매를 합병한다. 40~50세 이후에 증상이 많고 난치병으로 분류되어 있다.

강력한 항산화 물질인 분자수소가 파킨슨 등 뇌 질환의 진행을 억제하는지에 대한 연구가 일본, 미국에서 진행되어 왔다. 이 페이지에서는 파킨슨 등 뇌 질환의 수소 가스 주요 연구 논문 몇 편을 정리해보자. 파킨슨 등 뇌 질환으로 진단된 사람이나 그 가족 여러분에게 참고가 되었으면 한다. 검색 출처:

https://www.ncbi.nlm.nih.gov/

수소 가스 흡입 치료가 자연 발생적(본태성) 고혈압 뇌졸중에 대해 신경학적 기능 향상… 수소 가스는 산화적 스트레스(8-OHdG, 4-HNE, nitrotyrosine)를 감소시키고 뇌신경 보호 효과를 나타냈으며(신경학상 점수 향상 및 경색 출혈량 감소), 또한 중대 뇌동맥 폐색 모델에서 MMP-9 활성화를 감소시켰다. 수소는 다양한 질병의 산화 응력 감소를 통해 강력한 세포 보호 효과를 발휘할 수 있다. 사이타마 도코로자와 방위 의과 대학 신경외과, 2015년 4월 20일

뇌졸중 치료를 위한 의료용 수소 가스: 2015~2016년 경과 요약… 뇌졸중은 사망률이 높은 뇌혈관 질환이다. 광범위한

연구에도 불구하고, 뇌졸중 환자의 치료에 적합한 치료 방법은 아직까지 매우 제한적이다. 산소와 수소 그리고 황화수소와 같은 가스들이 뇌졸중 후에 신경 보호를 제공할 수 있다는 것을 증명했다. 중국 상하이 자오퉁대 의과 대학 신경과학부, 2017년 6월 3일

급성 뇌경색에서 수소 가스 흡입 치료: 안전과 신경 보호에 대한 무작위 통제 임상 연구… 분자수소(H_2)는 치료용 항산화제 역할을 한다. H_2의 흡입은 여러 동물 실험에서 뇌경색 개선에 효과적이었다. 그리고 H_2는 산소 포화도가 개선되면서 부작용이 없었다. 이 연구 결과, H_2 치료는 급성 뇌경색 환자에게 안전하고 효과적이었다. 일본 시즈오카켄 누마즈시 니시지마 병원 신경외과, 2017년 6월 29일

분자수소는 mitohormesis의 과정을 통해 산화 스트레스 유도 SH-SY5Y 신경 모세포 세포 죽음으로부터 보호… 분자수소(H_2) 가스의 흡입은 산성화된 스트레스를 유발하는 뇌의 급성 장애를 개선한다. 동물과 임상연구에서 파킨슨병을 비롯한 만성 신경 퇴행성 질환 개선과 예방을 할 수 있다. 일본 메트로폴리탄 제론톨로지 연구소, 2017년 5월 3일

수소 가스 치매 치료법…　뇌 질환은 뇌 조직의 세포 손상 즉 산화 스트레스에 의해 유발된다. 뇌신경 퇴행성 질환은 소뇌의 운동과 같은 충격 운동과 기억력에 영향을 미치는 치매와 관련이 있다. 이와 관련하여 분자수소를 흡입하면 기억력과 학습 능력이 저하되는 것을 막을 수 있다는 연구 결과가 있다.　중국 장쑤성 수초대 제1부속 병원 뇌신경 과학연구소

폐암 및 폐 질환　검색 출처: https://www.ncbi.nlm.nih.gov/

수소 가스는 SMC3을 목표로 하여 폐암 진행을 억제…　폐암은 세계에서 가장 흔한 치명적인 악성 종양 중 하나이다. 높은 전이성과 약물 저항성 때문에 치료가 어렵다. 따라서, 이 연구에서는 폐암에 강력한 치료법을 찾는 것을 목표로 분자수소(H_2)가 폐암 치료에 새로운 방법을 제공한 염색체 응결 조절기인 SMC3을 통해 폐암 진행을 억제했음을 증명했다.　중국 허베이성 의과 대학 병원, 2018년 5월 29일

수소 가스 흡입은 급성 폐 손상 보호…　급성 폐 장애(ALI) 치료에서 수소(H_2) 가스는 세포 보호 작용, 항염증 작용, 항산화

작용을 갖고 있다. 본 연구에서는 HS/R에 의한 ALI에 대해서, 수소 가스 흡입으로 효과가 있는지를 조사했다. HS/R에 의해서 ALI가 발생해, 폐의 환기 장애나 울혈, 부종, 세포 침윤, 출혈을 의미 있는 정도로 늘려 놓았다. 또 수소를 흡입하면 환기능이 개선되어, 세포 침윤이나 출혈이 줄어든 것으로부터, HS/R 후의 폐 장애가 억제되었다고 할 수 있다. 덧붙여 수소흡입에 의해서 HS/R중의 혈류 상태에 아무런 영향을 주지 않았다.   일

본 니시노미야 효고 의과 대학 응급재난중요의학과, 2015년 5월 14일

급성 폐 손상에서 흡입된 수소요법 생체 내에서 추적…   흡입된 수소 가스가 인간의 급성 폐 손상(ALI) 모델에서 이전 ALI의 쥐 실험의 생체 내 산화 스트레스와 내피 세포 사멸을 멈출 수 있다고 검증했다.   미국 밀워키 위스콘신 주립대, 메디컬 센터, 2017년 10월 01일

급성 폐 손상시 수소 가스의 효과…   급성 폐 장애(ALI)와 급성호흡기질환증후군(ARDS)은 치료 방법이 진보했음에도 불구하고 중증 질환으로 사망률의 주요 원인이 되고 있다. ALI는 패혈증, 외상, 생체 외 노출, 고용량의 수소, 산소 치료로 개선

될 수 있다. 하버드 의과 대학, 미국 보스턴 MA, 2010년 11월 1일

수소흡입은 출혈성 쇼크 및 소생에 의해 유발되는 급성 폐 손상을 방지… 출혈성 쇼크에 이어 유체 소생술(HS/R)이 염증 반응을 일으켜 급성 폐 손상(ALI)을 유발할 수 있는 폐 염증을 유발한다. 치료용 가스인 분자수소는 강력한 시토프로토티브, 항염증, 항산화 효과가 있다. 오카야마 현립 대학 건강복지과학학부, 2015년 5월 14일

수소흡입은 '호흡기 유발로 인한 폐 손상(VILI)'을 개선… 분자수소흡입은 항산화제 역할을 할 수 있고 새로운 치료 가스로 유용할 수 있다. 수소는 가스 교환을 개선하고 VILI로 인한 소멸을 줄였다. 흡입수소 가스는 항산화, 항염증 및 항세포자멸 효과를 통해 국소적 및 전신적 수준에서 VILI 관련 염증 반응을 효과적으로 감소시켰다. 미국 피츠버그 대학 병원, 2010년 12월 25일

수소 가스 흡입은 심각한 폐 손상을 줄이는 데 도움… 이 임상을 실험한 연구원들이 실시한 쥐 실험에 따르면, 농축 산소

외에 수소를 흡입하는 것은 심각한 병에 걸린 환자들이 오랫동안 산소를 공급받을 때 발생할 수 있는 폐 조직의 손상을 막는데 도움이 될 수 있다고 한다.   미국 흉부학회, 2011년 5월 16일

심장 및 심혈관 질환   검색 출처 https://www.ncbi.nlm.nih.gov/

급성 심근경색에 대한 수소 가스 흡입 연구…   급성 심근경색(AMI)은 수소 가스 흡입(HI)으로 경색의 크기를 줄이고 좌심실(LV)이 개선되었다.   일본 메이지 통합 의학 대학 내과, 2017년 5월 15일

심근경색 후 증후군에 대한 수소 가스 흡입의 타당성 및 안전성…   HI(Hydrogen Gas Investation, 수소 가스 흡입)는 PCAS(Post-Cardiac Arrest Syndrome) 동물 모델의 뇌 및 심장 기능 장애를 개선한다.   일본 게이오대 분자수소 의학 센터, 2016년 5월 27일

급성 신장 손상, 심근경색의 새로운 치료 매체: 수소 가스… 수소 가스는 허혈-재관류 손상, 쇼크 및 손상 치료와 같은 급

성 질환에서 치료 효과를 나타내는 것으로 증명되었다. 임상 연구원이 실험한 연구에 따르면 급성 심근경색, 심폐 정지 증후군, 조영제 유발 급성 신장 손상 및 출혈성 쇼크를 비롯한 응급 및 중환자 치료의 다양한 측면과 관련하여 수소 가스가 효과적이었다. 일본 도쿄 게이오대 의과 대학 심장학과, 2017년 10월 24일

암 검색 출처: https://www.ncbi.nlm.nih.gov/

활성산소종에 대한 수소 가스의 항염증 및 항종양 작용…
분자수소(H_2)는 예방 및 치료 용도에서 새로운 항산화제로 사용될 수 있는 장점을 가지고 있다. H_2는 종양 세포 증식, 침입, 전이 증진에 인과적 역할을 하지만 세포 신호에서 대사 산화 저감 반응을 방해하지 않는 하이드록실(-OH)과 퍼옥시니트리트(ONOO-)를 포함한 유해 반응 산소종(ROS)의 산화물을 감소시킨다. 중국 톈진 의과 대학 종합 병원, 2018년 6월 26일

수소 가스가 방사선 치료의 부작용 보호제… 분자수소(H_2)는 선택적으로 OH와 퍼옥시니트리트(ONOO-)를 감소시켜 항산화 활동을 하고 있다. 이 연구는 먼저 H_2의 생체 내에서

의 방사선 방호 효과를 가정하고 증명했다. 간 종양에 대한 방사선 치료로 치료된 환자의 예후를 향상시키기 위해 사용되었다. 베이징 푸청로, 해군 종합 병원, 2013년 9월 14일

수소 의학의 최근 방향: 예방 및 치료용 분자수소의 잠재력… 지속적인 산화 스트레스로 인해 생기는 질병 중 하나가 암이며 세포의 노화 과정에서 생기는 것이다. 이 연구는 분자수소 (H_2)가 예방적 및 치료적 용도에서 항산화제로서의 잠재력을 가지고 있다고 판단하였다. 일본 나카하라구 코스기마치 의료 전문 대학원 생화학·세포생물학부, 2011년 7월 17일

수소 가스의 효과는 암 환자의 면역 기능을 향상… 암 환자의 말초혈액에 들어있는 PD-1 압출 CD8+T세포가 암 예후에 좋지 않은 것으로 알려져 있다. 이 연구 결과는 수소 가스가 말기 PD-1+CD8+T세포의 비율을 줄임으로써 암 환자의 예후를 향상시킨다는 것을 증명한다. 일본 타마나 보건 의료 센터, 2018년 10월

수소 가스는 세포 독성 산소 기체를 감소시켜 치료용 항산화제

역할…　　지속적인 산화 스트레스는 암을 포함한 많은 흔한 질병의 원인 중 하나이다. 이 연구는 분자수소(H₂)가 예방적, 치료적 용도에서 항산화제로서의 역할을 가지고 있다는 것을 보여준다.　일본 의학 전문 대학원 생화학·세포생물학부 개발·고령 과학 연구원, 2007년 5월 7일

신장 관련 질환　　　검색 출처 : https://www.ncbi.nlm.nih.gov/

만성 투석 환자에서 혈액 투석 중 분자수소(H₂)의 가능성 임상적 효과…　　분자수소(H₂)의 임상적 효과는 강력한 산화 스트레스와 염증 만성적인 투석 치료에서 분자수소(H₂)는 생물학적으로 항염증제로 기능하고 있는 것으로 나타났다.　미국 질병통제예방센터 연구의학센터, 2017년 9월 13일

철의 과부하 감소를 통한 신장 손상을 완화…　　철에 의한 산화 스트레스는 신장 손상의 병원체 발생에 중심적인 역할을 하는 것으로 밝혀졌다. 최근의 연구는 H₂가 세포를 보호하기 위한 새로운 항산화제로 사용될 수 있다는 것을 보여줬다. 결론적으로 수소는 신장의 철의 과부하를 억제함으로써 최소한

부분적으로 CIH로 인한 신장 손상을 감소시킬 수 있다.　　중

국 허베이 한의대 생리학과, 2019년 3월 26일

수소 가스가 신장 이식 후유증 질환에 미치는 치료 효과…

신장 이식 후 후유증 질환(cGVHD)의 발병률이 최근 증가하고
있으며, 이는 HSCT(모든 유전적 혈소판 줄기세포 이식) 이후 이식
사망의 주요 원인이 되어 왔다. 이 연구는 수소 가스가 항염증,
항산화, 항섬유화 효과를 가지고 있다는 것을 보여줬다.　　중

국 베이징 해군 종합 병원 혈액학과, 2017년 4월 4일

급성 신장 손상, 심근경색의 새로운 치료 매체: 수소 가스…

수소 가스는 허혈-재관류 손상, 쇼크 및 손상 치료와 같은 급
성 질환에서 치료 효과를 나타내는 것으로 증명되었다. 연구에
따르면 급성 심근경색, 심폐 구급 증후군, 조영제 급성 신장 손
상 및 출혈성 쇼크를 비롯한 응급 및 중환자 치료의 다양한 측
면과 관련하여 수소 가스가 효과적이었다.　　일본 도쿄 게이오대

의과 대학 심장학과, 2017년 10월 24일

수소 가스는 말초동맥 질환에서 항산화 효과를 통해 관류 회

복…   반응성 산소종(ROS)은 말초동맥 질환(PAD) 환자의 사지 허혈에 따른 신혈관화와 관류 회복을 저해한다. 수소 가스는 세포 독성 ROS를 중화시키는 것으로 증명된 항산화 가스로 알려져 있다. 수소 가스는 혈관 형성과 동맥 생성을 증가시키며, 이후 실험쥐 PAD에서 ROS 수치가 감소되고 관류를 회복시켰다.   중국 후베이 우한 의과 대학교 렌민 병원 심장내과, 2018년 10월 10일

기타 질환 및 예방 의학   검색 출처: https://www.ncbi.nlm.nih.gov/

수소 가스의 알레르기성 비염에 효과…   의료용 수소 가스는 기도염에 특별한 역할을 하지만, H_2가 알레르기 비염(AR)에 미치는 영향은 어떠한지 실험한 연구이다. 연구의 모든 파라미터는 HRS 치료 후($p < 0.05$) 상당히 감소했다. 결론은 수소 가스는 AR의 항염증에 영향을 미칠 수 있으며 IL-4와 IL-13의 표현을 감소시킬 수 있다.   중국 상하이 통지대학교 통지 병원, 2017년 2월 16일

수소 가스는 신경성 통증을 완화…   신경성 통증은 여전히

다루기 힘든 상태로 남아있고 새로운 치료 전략의 개발이 시급하다. 신경성 통증에 대한 새로운 치료법이 있다. 수소 가스 임상 결과, 스트레스 포화 수준에서 수소가 함유된 물을 마셨을 때, 알로디니아와 과민증이 완화되었다. 일본 사이타마 도쿄 로자와 방위 의과 대학 안과학부, 2014년 6월 18일

분자수소 : 수소 기체 효과적 임상 내용… 분자수소(H_2)는 약 40년 전에 생체 의학에서 실험 물질로 나타났고, 지난 5년은 임상 환경에서 그것의 약효를 확인시켜 주었다. H_2는 대사 질환에서 만성 전신 염증 장애, 암에 이르기까지 여러 임상시험에서 효과가 있음이 입증되고 있다. 세르비아 베오그라드 의과 대학, 스포츠생물의학부, 2015년 5월 4일

의학 치료로서 수소 임상 적용… 최근 몇 년 동안, 분자수소가 허혈성-환기성 부상과 같은 다양한 질병 실험에 대한 효과적인 치료법이라는 것이 명백해졌고, 그 결과, 수소는 기체로서 섭취뿐 아니라 구강이나 정맥으로 복용하는 액체 약으로도 효과가 있는 것으로 나타났다. 따라서 수소의 효과는 다면적이다. 일본 오카야마 의학 대학원, 치의학부, 2017년 9월 14일

의료용 수소 가스: 수소 의학의 개시, 개발과 잠재력… H₂ 가스는 빠르게 조직과 세포로 확산되며, 대사 재독성 반응을 방해하거나 반응성 산소 종의 신호에 영향을 주지 않을 만큼 충분히 가볍다. H₂ 가스는 뛰어난 효능과 부작용이 없는 관계로 많은 질병에 대한 임상 가능성이 유망한다. 일본 코스기마치 가나가와켄 의학 전문 대학원 생화학·세포생물학부, 2014년 4월 24일

활성산소의 과잉 생성에서 수소 가스를 통한 예방 및 치료 응용… 활성산소를 청소하는 것은 예방적 또는 치료적으로 작용할 수 있다. 활성산소와 우선적으로 반응하는 많은 물질은 스캐빈저(scavenger)역할을 할 수 있으며, 따라서 체내에서 생성되는 항산화제의 용량/활성을 증가시키고 산화 손상으로부터 세포와 조직을 보호한다. 슬로바키아, 브라티슬라바, 심장전문 연구소, 2016년 9월 19일

신경 퇴행성 질환 및 기타 질병에 대한 치료용 가스로서의 분자수소… 다양한 질병에 대한 분자수소의 영향은 지난 4년 반 동안 63번의 질병 실험과 인체 질병을 통해 입증되었다. 인간과 설치류에서 장내 박테리아가 많은 양의 수소를 생

산하지만, 적은 양의 수소를 추가하면 현저한 효과가 나타난다.　일본 나고야 대학 의학 대학원 신경질환 및 암 센터, 2012년 6월 8일

분자수소는 mitohormesis의 과정을 통해 산화 스트레스 유도 SH-SY5Y 신경 모세포종 세포를 죽음으로부터 보호⋯ 수소분자흡입 가스는 뇌에서 산화적 스트레스를 유발해 급성 손상을 개선한다. H_2는 파킨슨병을 비롯한 만성 신경 퇴행성 질환을 예방한다.　일본 도쿄 메트로폴리탄 연구소, 2017년 5월 3일

수소 가스는 PC12 세포에서 과도하게 생성되는 하이드록실 라디칼을 감소시킴으로써 산소 독성을 완화⋯ 고압 산소(HBO)요법은 다양한 임상 상태, 특히 저산소성 허혈성 질환에 유용한다. 그러나 반응성 산소종(ROS)도 생성되기 때문에 고압에서 산소 가스를 호흡하면 중추 신경계에 산소 독성이 생길 경우 신경 장애가 생겨 HBO 치료법 사용의 부작용이 있다. 연구 결과에 따르면 수소 가스는 산화 스트레스를 줄이고 질병과 관련된 활동성 ROS를 효과적으로 감소시킬 수 있다. 중국 베이징 의학 대학 티안탄 병원, 2017년 3월 31일

수소 가스 흡입은 심한 출혈 후의 악화 상태를 지연… 출혈성 쇼크의 사망률은 주로 과격한 치료가 적용될 때이다. H_2 가스 흡입은 되돌릴 수 없는 문제에 대한 진행을 지연시킨다. 일본 도쿄 게이오대 의대(M.S., K.F), 2017년 9월

수소 가스는 스트레스에 대한 회복력을 증가… 스트레스에 성공적으로 적응하지 못하면 우울증으로 이어질 수 있는 병리학적 변화가 생긴다. 수소 가스는 항산화 및 항염증 활동과 신경 보호 효과가 있다. 중국 허베이 의과 대학, 2017년 8월 29일

분자수소의 진화: 임상적 중요성을 지닌 주목할 만한 잠재적 치료… 분자수소에 관한 연구는 시작부터 겸손하게 진행되어 오랜 세월에 걸쳐 변화해 왔다. 수소는 세포 수준에서 작용할 수 있기 때문에 매우 독특하다. 수소는 뇌 장벽을 통과하고, 미토콘드리아에 들어가며, 심지어 특정 조건하에서 핵으로 전위할 수 있는 능력을 가지고 있다. 수소가 세포에 도움이 되는 항산화, 항세포 사멸, 항염증 및 세포 보호 특성을 발휘한다는 것을 보여주었다. 미국 캘리포니아주, 로마 린다 의과 대학, 2013년 5월 16일

수소 가스는 급성 고혈당 강화 출혈성 변형을 감소… 고혈당증은 허혈성 뇌졸중 이후 출혈성 변형의 주요 요인 중 하나이다. 이 연구의 결과로써 수소 가스는 뇌경색, 출혈성 변형, 신경 기능 저하 등을 감소시켰다. 미국 캘리포니아주, 로마 린다 대학 생리학 약학부, 2010년 4월 25일

수소 소생술, 새로운 세포 보호 접근법… 수소는 무색, 무취, 무미의 가연성 가스이다. 수소는 생리적으로 불활성 가스로 간주되며 종종 심해 탐사용 의약품에 사용된다. 포유동물에서 내인성 수소는 장내 박테리아에 의한 비소화성 탄수화물의 발효 결과 생성되며 전신 순환계로 흡수된다. 최근 증거에 따르면 수소는 강력한 항산화제, 항암제 및 항염증제이므로 잠재적인 의학적 응용 가능성이 있다. 중국 상하이 군사 의대 창하이 병원 화상외과, 2011년 1월 19일 일요일

수소 가스: 위장병에서의 활성산소와 항산화 활동… 염증성 장 질환(IBD)으로 알려진 크론병과 궤양성 대장염, 셀리악성 질환은 성인뿐만 아니라 어린이에게도 영향을 미치는 가장 흔한 질환이다. IBD와 셀리악 질병은 모두 산화 스트레스

와 연관되어 있는데 이때, 수소 가스가 중요한 역할을 할 수 있다. 슬로바키아 프레쇼프 대학교 생태학부, 인류학 및 자연과학부, 2016년 7월 29일

수소 가스의 흡입은 청각 신경 염증을 약화… 청각신경증(AN)은 내이 유모세포를 보존하는 청각 신경 기능이 비정상적인 것이 특징인 청각 장애이다. 본 연구는 분자수소(H_2) AN 환자들의 청력 손상을 치료할 수 있다. 중국 베이징 병원 제4군 의학부, 2012년 3월5일

제 3 장

생활 속
분자수소
흡입요법

1. 안전한 수소흡입 장치 선택 기준

수소 발생량

수소 발생 장치는 원래 산업용이 대부분이었고, 일부가 의료용이었다. 2년 전부터 수소수의 수소 함량이 논란이 되면서 최근에는 분자수소흡입 장치에 많은 분들의 관심이 집중되고 있다. 앞서 언급했지만 치료용으로 사람이 흡입하는 분자수소흡입 장치의 수소 분리 기술은

첫째, 첨가제가 들어가지 않고 깨끗해야 한다는 것이다.

둘째, 반드시 수소와 산소가 2대1 비율(수소 66.66%, 산소 33.33%)로 흡입되는 구조여야 한다.

셋째, 1분당 발생량이 최저 1,300cc(고농도)이상 이여야 한다.

넷째, 7시간 이상 연속 가동해도 인체 무해하고 장비성능과 수명에 지장이 없어야 한다. 제품가격과 디자인은 그다음이다.

그 다음이 제품가격, 디자인일 것이다. 사람이 호흡하여 치료나 건강을 도모하는 만큼 위 4가지 조건은 선택이 아니라 필수이다.

국내 현황

호흡용 분자수소 발생 장치는 일본에서 시작하여, 미국, 대만, 중국에서 생산, 보급, 확산되고 있는 반면 국내는 상대적으로 발전되지 못했다.

병원은 물론, 가정까지 보급된 일본과 달리 국내 보급이 미미한 이유는 무엇보다도 국내 의료기기 품목에 수소흡입 관련 코드가 없어 인허가 대상에 포함되지 않는 것이 가장 큰 이유가 아닐까 판단한다.

한편, 2년 전부터 일본 등지 여행객들에 의해 소형 제품을 소개하는 인터넷상의 글들이 있었다. 최근에는 중국, 대만에서 산업용 제품을 개량하여 수입, 판매하는 업체가 생겨났고, 순수 국내 기술로 위 4가지 조건에 부합하면서 고용량의 수소흡입 장치를 개발, 생산하는 업체가 최근 등장하기 시작했다.

분자수소흡입 장치 가격

산업용, 의료용 수소 발생 장치는 발생량에 따라 몇백만 원에서 수억 원까지 있다. 해외에서는 가정에서도 사용할 수 있는 분자수소흡입 장치들이 보급되기 시작했는데 통상적으로 제품 가격은 수소 가스 발생 방식과, 분당 수소 발생량에 따라 가격이 정해진다.

일본 기준으로, 수산화나트륨 등 첨가제가 전혀 들어가지 않는 고분자 전해질 방식(PEM)의 제품을 기준으로 보면 분당 발생량이 200cc 미만, 300~700cc, 1,100~1,200cc까지 다양한데 한화로 약 300만 원에서 최고 2000만 원까지 형성되어 있다.

최근 100만 원 미만의 휴대용 제품(텀블러)도 있는데 수소 가스 발생 방식이 다르고 수소 발생량이 아주 미미하기 때문에 일반적으로 수소 발생 장치 제품군에는 포함시키지 않고 있다.

수소 발생 농도와 양의 측정

정확한 수소 기체 농도를 측정하는 데에는 '가스 크로마토그래피(gas chromatography)'라는 기기를 사용할 수 있는데 이 측정 방식이 품이 들고 어려워 전문 측정 기관에 의뢰한다. 하지만 분자수소흡입 장치를 선택하면서 기체량을 측정하는 방법은 의외로 간단하다.

용량 눈금이 표시되어 있는 투명한 컵(최대 1,500cc까지 눈금)과 투명한 큰 용기에 물을 80% 정도 채운 다음 컵에 물을 가득 채운 후 큰 용기에 엎어 넣고 컵 안에 수소 발생 장치에서 연결된 비강 캐뉼라 끝 부분을 집어넣는다. 이 상태에서 수소 발생 장치의 가동 스위치를 켜면 발생한 기체가 컵 속에 고여 간다.

이렇게 1분 동안 컵 안에 고인 기체의 양을 컵 눈금으로 확인한다(물이 빠져나간 공간이 수소 기체량에 해당). 컵 눈금에 500cc로 표시되었다면 500의 ⅔가 분자수소, ⅓이 산소다. 이는 물 분자 1개가 산소 1개 수소 2개를 분리시켜 기체로 전환했기 때문이다.

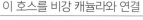

이 호스를 비강 캐뉼라와 연결

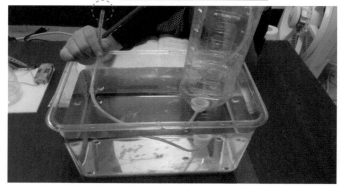

수소 함량 단위 표기 제대로 보기

수소를 발생하는 장치의 표기에 '순도 99.999%의 수소'라는 표기와 마주치는 일이 있다. 이 숫자만 보면, "와우, 고순도잖아!"라고 느껴질 것이다. 하지만 이 수치는 뭐가 특별하거나 좋은 일이 아니다.

수소를 발생시키는 방법이 수전해 방식이면 에너지에 의해 물 분자의 수소를 분리하면 분자수소와 산소가 발생된다. 이 비율은 2:1(수소 2, 산소 1)이 되며, 수소 순도 99.999%라 함은 이렇게 발생된 산소는 버리고 수소만 배출되도록 하는 것이다. 보통은 산소가 완전히 버려지지 않고 0.001%, 기타 습도, 미량의 질소 등이 수소와 함께 나오므로 100%가 될 수는 없다.

문제는 이런 99.999%의 수소만 흡입을 하면 인체는 금방 저산소증에 놓이게 된다. 사람이 평소 호흡하는 공기의 성분은 질소 78%, 산소 21%, 기타 2%를 매번 들이마신다. 앞서 언급한 바 반드시 수소와 산소 2:1을 그대로 흡입하여야만 평소 호흡하는 산소량에다 분자수소를 흡입할 수 있는 것이다.

또 수소수 정수기 등 수소수의 여러 제품에서 'ppm' 또는 'ppb' 단위를 사용하거나 또는 '㎎/㎖'라는 단위를 볼 수 있다. 'ppm(parts per million)'은 어떤 양이 규정량의 100만 분의 1을 의미하고 'ppb(parts per billion)'는 어떤 양이 규정량의 10억 분의 1을 의미한다. 또 1㎎은 0.001g이고, 1㎖는 0.001ℓ이다. 예를 들어 수소 함량이 1,500ppb라고 하면 물 1L에 0.0015g의 수소가 있다는 의미이다.

또 1g과 1,000㎎은 실제로 같은 양이지만 ㎎으로 표시함으로써 사람들로 하여금 숫자의 자릿수가 많아 뭔가 크거나 많은 인상을 준다. 이것은 결코 거짓말도 틀린 것도 아니지만 소비자의 오해를 불러일으키기 쉬운 것이다. 굳이 작은 단위를 사용하여 숫자를 크게 보이게 하는 수법을 취하는 사례를 주의하여야 할 것이다.

2. 매일매일 수소흡입

숙취 해독

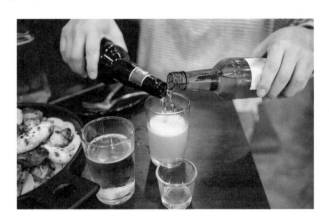

여러 종류의 술을 혼합하여 마시거나 또는 연속적으로 번갈아 많이 마시면 그다음 날 대부분 머리가 아프고 숙취가 오래 간다.

술을 마시지 않는 것이 건강에 최상이긴 하지만 어쩔 수 없이 과음을 한 경우나 이렇게 여러 종류의 술을 마신 경우 잠자기 전 분자수소흡입 비강 캐뉼라를 코에 끼우고 수소를 흡입하면서 잠자리에 든 후(최하 5시간 이상 설정) 새벽에 깨어보면 전날 술을 안 마셨던 것과 같은 몸 상태가 되어 있음을 느끼게 된다.

필자는 이 실험을 개인적으로 수십 차례, 여러 사람들을 상대로 수십 차례 실험한바 같은 효과를 확인하게 되었다. 앞으로 이 실험을 더 정량적으로 분석하여 그 결과를 발표할 예정이다.

그런데 이미 일본에서도 수소가 숙취 해소에 큰 영향을 미친다는 연구 자료가 있어 그 내용을 언급한다. 2016년 6월 24일, 히로시마 현립 대학과 미에 대학의 연구 그룹은 수소와 숙취 관련성을 검토한 논문을 발표했다. 결론은 수소흡입이 숙취 효과가 있는 것으로 밝혀졌다.

그 연구의 핵심 부분만 설명하고자 한다. 숙취의 원인은 '아세트알데히드'라는 물질이다. 술의 알코올 성분인 에탄올은 간에서 대사되어 아세트알데히드→초산이 곧 탄산가스와 물이 되어 체외로 배출된다.

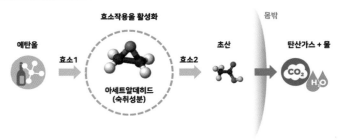

효소작용을 활성화

에탄올 → 효소1 → 아세트알데히드 (숙취성분) [효소작용을 활성화] → 효소2 → 초산 → 탄산가스 + 물 (CO_2 H_2O) [몸밖]

간에서 이루어지고 있는 알코올(에탄올)의 대사 반응 작용

    그런데 자신의 대사 능력 이상의 알코올을 섭취하면 중간 대사 물질인 아세트알데히드가 축적해 간다. 아세트알데히드는 단백질과 DNA와 결합하고 미토콘드리아의 ATP 생산 과정에도 문제가 생기기 때문에 술 해독 기능인 간세포를 비롯한 많은 세포에 강한 독성(활성산소 급증)이 나타난다. 이로 인해 메스꺼움과 두통, 몸의 떨림, 급성 알코올성 위염 등 다양한증상이 발생한다.

    연구 그룹은 50ppm의 아세트알데히드를 녹인 시험관에 소주와 미량의 수소를 첨가했다. 아세트알데히드는 신속하게 농도가 옅어지고 20분 후 아세트알데히드 농도는 아래의 파란색 그래프, 120분 후엔 아래의 녹색 그래프, 18시간 후에는 아세트알데히드 농도는 거의 제로가 되었다.

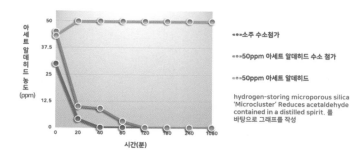

수소에 의한 아세트 알데히드 해독 효과

아세트알데히드 농도 (ppm)

●●●소주 수소첨가

●●●50ppm 아세트 알데히드 수소 첨가

●●●50ppm 아세트 알데히드

hydrogen-storing microporous silica
'Microcluster' Reduces acetaldehyde
contained in a distilled spirit. 를
바탕으로 그래프를 작성

시간(분)

하지만 수소를 첨가하지 않은 같은 실험에서 18시간 후 농도를 측정한바 아세트알데히드 농도에는 변화가 없다. 이것은 수소가 아세트알데히드의 해독 효과가 있음을 보여준 것이었다.

왜 수소가 아세트알데히드 해독 효과가 있을까? 그 비밀은 수소의 환원력에 있다. 아세트알데히드는 에탄올이 체내에서 대사되거나, 양조 및 장기 보관한 술이 산화하여 생성된다.

이때 아세트알데히드가 수소분자를 만나면 수소의 환원력에 의해 에탄올로 돌아가 독성이 비활성화된다. 이 연구는 수소에 의한 아세트알데히드 환원 해독 반응이 아세트알데히드의 세포 독성으로 인한 다양한 증상을 억제할 수 있다고 주장한다.

이 연구에서 수소는 숙취, 악취 방지 효과는 물론 만성 질환인 알코올성 간염, 간암, 간경화의 예방에도 효과적일 수 있음을 시사하고 있다.

푹 잠의 기술, 8시간 논스톱 수면

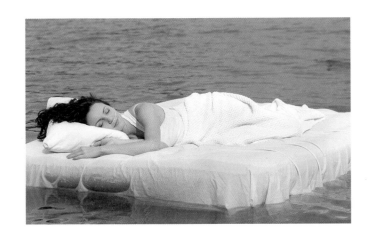

현대인들은 일, 공부, 인간관계 등 일상생활에서 많은 스트레스를 겪으며 살고 있다. 규칙적으로 시간을 내어 심신을 재충전할 수 있는 환경이라면 스트레스를 줄일 수 있겠지만, 시간에 쫓기는 사람들에게는 좀처럼 그런 시간을 내기가 어렵다.

매일 작은 스트레스라도 장기간 반복, 지속되면 만성적 스트레스가 축적되어 간다. 확실한 스트레스 해소법을 찾지 않고 그대로 방치해 두면 각성이 나빠지고, 얕은 잠이 반복되면서 양질의 수면을 취하지 못함으로써 피로가 잡히지 않아 만성 피로에 놓이게 된다. 이는 만성 스트레스의 악순환에 빠지게 되는 원인이다.

앞서 수소흡입은 부교감 신경을 활성화시켜 뇌를 진정시키는 작용이 있다고 설명했다. 부교감 신경이 활발해지면 깊은 수면인 '논렘 수면'에 들어가기 쉬워지기 때문에 심신의 피로를 회복하는 '질 좋은 잠'을 취할 수 있다. 이 경우에는 성장 호르몬의 분비가 촉진되고 면역력을 높이는 효과도 있다. 따라서 수면 부족은 직장이나 집안일에 쫓기는 성인뿐만 아니라 청소년, 어린이의 건강한 성장에도 큰 영향을 미칠 수 있다고 할 수 있겠다.

특히 심야까지 학원에서 입시 준비, 부모의 늦은 귀가 시간, 스마트폰으로 취침 전까지 게임 등 수면 부족이 될 수밖에 없는 여러 환경에 놓여 있는 우리 청소년들이다. 이는 주의력이나 집중력 저하, 졸음, 만성적 피로감 등을 초래하고 비만의 원인이 된다고도 알려져 있다.

수면이 부족하면 사고력과 집중력, 감정을 관장하는 전두엽 피질의 기능이 저하되면서 이성을 잃기 쉬운 경향이 나타난다. 강한 스트레스에 노출되면 교감 신경이 과도하게 활성화하고, 밤이 되어도 좀처럼 잠들 수가 없다. 이 경우 수면을 취하더라도 질이 나쁘고 이렇게 반복되면 하루 동안 뇌가 받은 스트레스와 피로에서 완전히 회복될 수 없기 때문에 다음 날이 되어도 피로가 남아 있게 되는 것이다.

그런데 분자수소를 흡입하고 교감 신경과 부교감 신경의 균형을 유지하게 되면 양질의 수면을 취할 수 있다. 이는 뇌 속의 피로 회복 물질에 의한 뇌 피로 회복이 이루어져 다음 날은 스트레스가 해소된 상태에서 눈을 뜰 수 있다.

직장의 신 되기

업무의 효율을 높이고 싶다면, 하루에 2시간 이상씩 분자수소를 흡입하여 전두엽 피질의 작용을 높일 것을 추천한다.

사무실에서 컴퓨터로 장시간 일을 하는 분이라면 분자수소 흡입 장치를 옆에 두고 수소를 흡입하면서 일을 하면 집중력에 따른 업무 효율을 크게 향상시킬 수 있다.

보통 오후 1시 이후부터 인체는 교감 신경 활동이 더욱 높아지고 피로가 축적되어 간다. 따라서 집중력이 떨어지거나 생각이 잘 정리되지 않는 것이 보통이다.

오후의 업무 효율을 향상시키기 위해서 점심시간에 수소를 흡입하는 것도 한 방법이다. 다만 식사 시간을 제외하면 짧은 시간이 단점이지만 분당 1,200cc 정도의 고농도 수소흡입은 최저 30분만으로도 어느 정도 효과를 기대할 수 있기에 시간이 없는 분들은 점심시간을 권장한다.

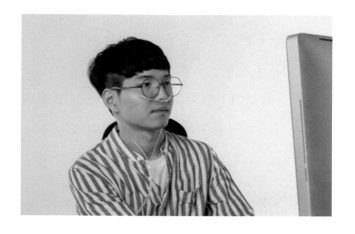

근무 시간의 분자수소흡입은 부교감 신경을 우위로 함으로써 자율 신경의 균형을 유지하게 된다. 이렇게 되면 소화 기능도 활성화되고 피로도 회복된다.

중요한 일을 앞에 두고 있을 때에도 분자수소를 흡입할 것을 권장한다. 긴장이 지나치면 패닉을 일으키거나 머릿속이 하얗게 될 수 있다. 이것은 교감 신경 활동이 과도하게 작동하는 것으로, 전두엽 피질의 기능이 떨어지기 때문에 일어나는 현상이다. 이로 인해 사고력이 저하되고 이때 사물의 논리적 파악과 표현의 순서가 머릿속에서 선명하게 나타나지 않아 다음으로 표현해야 할 것을 잊어버리기도 한다.

큰일의 계약이나 경쟁 업체와 같이 발표를 해야 할 때, 긴장하기 쉬운 활동에서 분자수소흡입은 뇌를 릴랙스한 상태로 만들어주기 때문에 연습이나 준비한 성과를 제대로 표현할 수 있고, 좋은 결과를 기대할 수 있는 것이다.

또한 집중력이 증가하기 때문에 갑작스러운 질문에 임기응변으로 대응하는 능력도 크게 향상되고, 고객 또는 상대의 반응을 읽고 빠르게 적절한 대응을 함으로써 비즈니스의 성공률을 높일 수 있다.

특히 목표량에 쫓기는 영업 사원은 늘 큰 스트레스에 시달린다. 스트레스로 인한 뇌 피로로 전두엽 피질의 활동이 저하되면 긴장이나 조바심을 항상 달고 살고, 의욕이 감퇴되거나 우울증 경향을 보이기도 한다. 이는 영업 실적뿐 아니라 직원의 건강에도 중대한 영향을 미치기 때문에 회사에서는 신경을 써야 할 부분이다.

세상에 나와 있는 그 어떤 항산화 식품, 제품과 비교가 되지 않는, 즉각적으로 효과를 볼 수 있는 분자수소흡입은 뇌 피로를 회복하고 심신의 균형을 제어함으로써 스트레스를 줄이고 정신 상태가 안정되기 때문에 거래처에 좋은 인상을 줄 수 있다.

정신노동에 지쳤을 때

설계사, 디자이너, 회계사, 변호사, 프로그래머, 연구원, 글을 쓰는 작가 등 컴퓨터로 장시간 일을 하는 사람들, 작곡가, 화가처럼 창작을 하는 사람들은 과도하게 한쪽으로 신경이 집중되면서 교감 신경이 지나치게 작동된다. 이로 인해 전두엽 피질의 기능이 저하되면서 피로가 느껴지게 되고 그래서 하는 일의 효율성이 떨어지게 된다. 이 직업에 종사하는 사람들은 책상에 가만히 앉아 일을 하는 경우가 대부분이므로 일과 동시에 분자수소흡입을 할 수 있는 여건이 된다.

컴퓨터가 없던 시절에는 이 일들을 가만히 앉아서만 할 수 없었고 은행이나 관공서에 직접 가는 등 외부 활동이나 움직임이 있었다. 그러다 보니 기분 전환도 되어 자율 신경의 균형이 어느 정도 유지될 수 있었다고도 할 수 있다.

하지만 지금은 너무나 다양한 프로그램으로 일을 처리하고 메일, SNS, 온라인 뱅킹, 온라인 아웃소싱, 온라인 쇼핑 등 모든 업무를 가만히 앉아서 볼 수 있다 보니 과거에 비해 움직임이 거의 없는 업무 환경에 놓여 있다. 이렇듯 장시간 컴퓨터와 마

주하고 있으면 뇌는 피곤하고 집중력이나 업무 효율성이 떨어
지는 것은 당연하다.

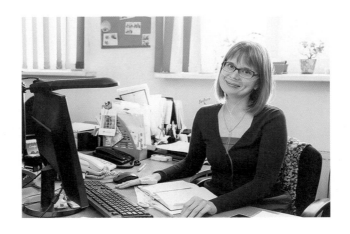

여러 조사에 따르면, 이와 같이 장시간 몸을 움직이지 않는
작업에 종사하는 사람은 외부에서 활동하고 있는 영업사원이
나 몸을 많이 움직이는 직업에 종사하는 사람보다 피로감과
스트레스 의식이 강하고 신체적으로도 어깨 결림, 요통, 눈의
피로, 다리 부종, 생리통, 냉증을 더 강하게 호소하는 것으로 밝
혀졌다.

효율을 높이고 실수를 감소시키기 위해서 정기적인 휴식으
로 뇌 피로를 회복하는 것도 중요하지만, 평소 분자수소를 흡
입할 것을 권장한다. 뇌는 신체 중에서 가장 많은 에너지를 소

비하는 부위로 알려져 휴식 중에도 대사량의 20%는 뇌가 소비하고 있다는 생리학적 근거가 있기 때문에 피로를 느끼기 전에 평소 흡입하는 것이 필요하다.

일본 노동 후생성

장기·조직	무게(kg)	에너지 대사량		비율(%)
		(kcal / kg / day)	(kcal / day)	
전신	70.0	24	1700	100
골격근	28.0	13	370	22
지방 조직	15.0	4.5	70	4
간	1.8	200	360	21
뇌	1.4	240	340	20
심장	0.3	440	145	9
신장	0.3	440	137	8
기타	23.2	12	277	16

인간의 장기 조직 안정 시 대사량

앞서 언급한 바와 같이 본래 피로 물질에 의해 손상된 세포는 피로 회복 물질에 의해 자연히 복구된다만 이미 피로 물질이 쌓인 상태가 되고 나서, 본인이 '피곤'을 실감하기까지는 시간 차이가 있기 때문에 실제로는 본인이 자각할 무렵에는 이미 피로 회복 물질의 분비가 많이 억제되어 피로 물질이 많이 축적된 상태에 있다.

따라서 컴퓨터로 일을 하면서 동시에 분자수소를 흡입한다면 릴랙스 효과에 의해 피로 회복 물질이 분비되는 상태를 유지할 수 있기 때문에 뇌 피로를 예방할 수 있고 나아가 집중도와 업무의 효율을 높일 수 있다.

이때 더 효과적인 방법은 비강 캐뉼라로 들어오는 수소 기체를 들이마실 때 의식적으로 길게 들이마시면 훨씬 효과적이다. 심신이 긴장 상태에 있을 때에는 호흡이 얕고 빨라지는 경향이 있기 때문에 복식 호흡으로 천천히 심호흡을 하면 교감 신경의 작용을 더 빨리 억제할 수 있는 것이다.

우울할 때 수소흡입

사람들은 일이나 가사, 인간관계 등에서 실수를 계속하면 불안이나 죄책감이 심리적 스트레스가 되고 나아가 피로를 만들어낸다. 이로 인해 자율 신경의 균형이 흐트러져 불면증이나 우울증 등 정신적인 증상도 나타나는 경우가 있다. 그래서 실수 등으로 기분이 우울할 때 수소를 흡입하여 부교감 신경을 활성화하고, 심신을 이완시켜 불안을 해소할 수 있다.

수소흡입에 의해 뇌의 전두엽 피질이 활성화되면 집중력이 높아지기 때문에 실수 자체를 줄일 수 있을 것이다. 실수를 줄이게 되면 자신감으로 이어져 업무나 집안일에도 적극적으로 임할 수 있을 것이다.

택시, 장거리 운송 트럭 운전자 등 매일 장시간 운전을 하는 대부분의 사람들은 만성 피로를 겪는 사람들이 많다. 저출산 고령화로 인한 일손 부족이 심화되는 가운데 과거에는 젊은이들이 하던 일을 고령자들이 하는 경우가 늘고 있다. 이에 따라 과거에 비해 졸음과 과로를 원인으로 한 사고가 많이 보도되는 등 장거리 운전자의 업무 과중도 사회의 큰 문제가 되고 있다. 그러나 언급한 바와 같이 분자수소흡입을 활용할 수 있다면, 이 문제도 해결할 수 있을 것으로 기대한다.

제 4 장

분자수소
흡입 Q&A

수소흡입, 얼마나 해야 할까?

많이 흡입한다고 해서 문제될 것은 없으며, 체내에서 더 이상 필요 없으면 자연스럽게 배출되어 간다. 필자의 경험상 하루 연속 8시간 정도의 흡입은 아무런 문제가 없었다. 특히 항암 부작용 관리, 파킨슨 등 뇌 질환 환자들은 저녁 취침 시 이용을 하는데 하루 6~7시간 정도로 효과를 볼 수 있다.

체내에서도 수소가 만들어지나?

음식물 섭취 후 장내 미생물에 의해 수소가 만들어진다. 따라서 방귀에도 약 20,000ppm의 수소 가스가 포함되어 있다. 장내 생성되는 수소도 생리적으로 항산화에 도움이 되도록 설계가 되어 있지만 문제는 지나치게 생성되는 활성산소에 비례하여 많은 수소가 발생되어야 하는데 우리 인체는 그렇지가 못하다. 즉 체내 발생되는 수소의 양이 일정하다 보니 경우에 따라 그 양이 극히 적다는 데 문제가 있는 것이다.

체내 자연 발생되는 항산화 물질과 수소흡입의 차이는 무엇인가?

체내에는 SOD, 요산, 글루타치온(Glutathione), 비타민 E, 폴리페놀 등 수소와 같이 항산화 작용을 하는 물질은 많다. 수소흡입이 필요한 것은 노화, 질환, 과도한 운동과 스트레스 등 인체의 자연 발생 항산화 기능으로는 제어가 안되는 경우이다.

비타민 C도 외부에서 섭취하는 강력한 항산화 식품이다. 하지만 비타민 C는 열과 자외선에 약하고 수용성(물에 녹는 성질)이므로 한계가 있고, 특히 뇌 등 인체의 특정 부위에는 무용지물이다.

한편 수소흡입은 체내에서 확산성이나 뇌 속에까지 들어갈 수 있을 정도로 작다는 점, 흡입 시간 연장으로 섭취량을 늘릴 수 있다는 점 등 많은 장점을 가지고 있다. 이것은 지금까지 나온 물질 중 가장 강력한 항산화 기능을 하는 것임을 이해할 필요가 있다.

수소는 위험하지 않나?

수소하면 수소 폭발 이미지를 떠올리는 사람이 있을 것이다. 폭발을 하려면 밀폐된 용기에 고압으로 저장되어 있어야 하고 그 용기가 어떤 이유로 갑자기 균열이 생겨 파괴가 됨과 동시에 인화 물질이 동반될 때 폭발이 일어난다. 하지만 분자수소 발생 장치에서 발생되는 수소의 유통로는 압력이 대기 중의 기압과 거의 동일하며, 또 실시간 발생과 동시에 노즐을 통해 흡입하거나 밖으로 배출되기 때문에 수소를 저장하지 않는다.

또 수소는 그 기체 농도가 4%에서 75%, 그리고 온도가 582℃까지 올라가지 않으면 연소하지 않는다. 하지만 100만 분의 1이라도 수소 발생 장치 안에서 연소가 발생하더라도 장치 작동이 중단되기 때문에 안전하다.

수소흡입의 부작용은 없나?

없다. 나이, 성별을 불문하고 누구나 활용할 수 있다. 비강 캐뉼라를 코에 장착하고 30~60분 동안 있을 수 있는 사람이라면 나이, 성별을 불문하고 모두 가능하며 하루 7시간을 흡입해도 전혀 부작용이 없다. 다만 수소와 산소가 2:1로 혼합된 기체가 아닌 순수 수소만 발생되는 장치를 오랫동안 사용할 경우 저산소증에 걸릴 위험이 있는 점 앞서 언급했다.

수소 가스를 흡입할 때 특별한 방법이 있나?

일반적으로 호흡을 하고 있는 중에도 폐에는 1,000㎖ 정도의 공기가 남아 있다. 비강 캐뉼라를 코에 끼운 후 제품을 작동, 코로 숨을 크게 들이마신 후 이 공기를 입으로 길게 내보낸다. 그

것을 몇 번 반복했다면, 이제는 의식적으로 코로 길게 들이 마시고 코로 길게 내뱉는 호흡을 반복한다.

수소 가스 흡입에 적합한 시간대나 환경이 있나?

낮이든 밤이든 편한 시간에 흡입한다. 컴퓨터를 하면서, TV 시청 중에, 독서를 하면서, 수면 중에, 마사지 의자에 앉아서 수소를 흡입할 수 있다.

단시간 수소 가스 흡입으로도 효과가 있나?

수소 발생 장치의 발생량에 따라 차이가 난다. 분당 1,000cc 이상 발생되는 장비의 경우 단 10분 정도 흡입으로 체내에서 작용을 한다. 하지만 많은 실험에서 보면 30분 이상 수소를 흡입했을 때 유용한 결과로 나타나고 있으며 운동선수들은 경기 전후로 2시간 이상씩, 치료를 목적으로 하는 분들은 그 이상을 흡입하는 것이 좋다. 암, 파킨슨 등 뇌 질환인 분들은 초기에는 하루 5시간 이상을 권장한다.

수소 가스 흡입과 수소수를 병용해도 좋은가?

앞서 여러 차례 수소수의 수소 함량 문제에 대해 언급했지만 함량을 제외하고는 아무런 문제가 없다. 즉, 수소수도 마시고 수소흡입도 한다면 함량이 부족한 수소수의 단점도 해결될 것이다.

수소 가스 흡입의 효과는 얼마나 지속되는가?

수소는 원소 중 가장 작은 물질이며, 기체 특유의 빠른 확산 성질을 가지고 있다. 수소 기체를 흡입하는 동안 코, 두개골을 비롯하여 폐에서 혈액 속으로 흘러들어 온몸 구석구석 과도하게 생성된 활성산소를 환원한다. 질환이 있는 사람, 스트레스가 많은 사람, 운동 부족인 사람, 수험생, 밤에 일을 하는 사람 그리고 50대 이상은 매일 30분 이상 흡입하면 자율 신경과 면역력의 균형이 지속적으로 유지될 것이다. 이 변화를 몸으로 느낄 수 있는 시점은 사람마다 다르기 때문에 일률적으로 이야기할 수는 없지만 대체로 10일 이상이면 그 변화를 느낄 수 있다.

수소 발생기에 따라 수소의 질이 달라질 수 있나?

수소를 분리, 생성하는 방법은 여러 가지가 있지만, 방법에 따라 인체 호흡용으로 적합한 것인지, 또 함량이 충분한 것인지의 차이가 난다.

또한 발생 방법에 따라 수소 함량에도 큰 차이가 난다. 수소를 발생시키는 방법들 중 물을 전기 분해하는 방식이 주로 호흡용으로 사용되는데 물에 전해질 촉매제인 수산화나트륨 등 불순물을 투입, 분해하는 방식은 같은 수소 기체이긴 하지만 호흡용으로는 적합하지 않다.

또 전기를 사용하지 않는 방법으로 마그네슘을 물에 담가 연소시켜 수소와 산화마그네슘을 만드는 방법도 있고, 산업용으로는 알코올 등 탄화수소로부터 생성시키는 방법도 있고, 물을 가열하여 수증기를 만든 다음, 2,500℃까지 가열, 수소분자와 산소분자로 분리하는 방법도 있다. 문제는 호흡용으로 깨끗해야 하고 충분한 함량이 되어야 한다는 것이다.

수소흡입은 미용에도 좋은가?

피부 숍에서는 스킨케어에 수소수를 사용하는 '수소 트리트먼트'가 있는데 이는 얼굴 등 인체의 특정 부위의 피부에만 수소가 미미한 수소수를 이용한다. 피부 색소나 주름, 기미 등도 피부세포의 활성산소가 관여하고 있지만 인체는 모두 연결되어 있어 얼굴의 뾰루지도 얼굴 피부만의 문제가 아니라 피부로 연결된 전신의 순환과 관련되어 있고 그 결과가 얼굴로 나타난 것이다. 따라서 얼굴만 다스리기보다 분자수소흡입을 통해 전신을 다스려 나간다면 효과를 극대화할 수 있다.

분자수소 발생 장치에 들어가는 물은 어떤 물을 사용하는가?

분자수소흡입 장치에 정수기 물이나 생수를 사용하면 물속의 성분들에 의해 고분자 전해질 셀이 큰 손상을 입게 된다. 따라서 반드시 증류수를 사용하여야 하며 또 호흡용이기 때문에 멸균 증류수를 사용하는 것이 바람직하다. 멸균 증류수는 약국에서 판매하는데 1,000㎖짜리 한 병에 1,500원 정도 한다. 하루 2시간 30일 사용 기준 4병이면 충분하다.

비강 캐뉼라는 어떤 것을 사용해야 하는가?

현재 시중에 나와 있는 비강 캐뉼라는 모두 1회용이다. 필자가 많은 실험에서 아깝다고 비강 캐뉼라를 10여 차례 반복 사용했을 때 냄새가 나는 경험을 했다. 따라서 여러 차례 사용을 하면 세균이 침투할 수 있기 때문에 매번 새것으로 사용할 것을 권한다. 하지만 상황에 의해 불가피할 경우 반드시 건조시켜 소독 후 사용하되 최대 10회 이상은 사용하지 않는 것이 좋다.

참고 문헌

면역혁명 | 아보 도오루 저 | 부광 출판사

자율신경계와 심혈관질환 | 김영조 외 22인 저 | 한비 CO 출판사

자율신경 면역요법 입문 | 후쿠다 미노루·아보 도오루 저 | 친환경농업 포럼 출판사

뇌 피로 사회 | 토쿠나가 유이치로 저 | 강담사(현대신서 출판사)

뇌 이미징 브레인 사이언스·강의 | 히메노 토모미 저 | 청춘 출판사

Adrenal Fatigue: The 21st Century Stress Syndrome (부신 피로 : 21세기 스트레스 증후군) | James L. Wilson 저

Diagnosis and Treatment of Chronic Fatigue Syndrome and Myalgic Encephalitis, 2nd ed. : It's Mitochondria, Not Hypochondria (만성 피로 증후군과 근육통, 뇌염의 진단 및 치료, 제2편. : 그것은 심기증이 아니라 미토콘드리아이다) | Dr. Sarah Myhill 저 | Chelsea Green Publishing Company

Signal Transduction by Reactive Oxygen an Nitrogen Species: Pathways and Chemical Principles (활성산소 및 질소종에 의한 신호 전달 경로 및 화학 원리) | HJ Forman 저 | Springer

Hydrogen Medicine: Combining Oxygen with Hydrogen and CO2 (수소 의학 : 산소와 수소 및 이산화탄소의 결합) | Dr. Mark Sircus (Author) 저 | Kindle Edition

활성산소를 줄이면 난치병도 고칠 수 있다 | 니와 유키에 저 | 문예출판사

닥터 쿠보의 수소 가스 흡입 | 쿠보 노부오 저 | 비오 매거진 출판사

Hydrogen acts as a therapeutic antioxidant by selectively reducing cytotoxic oxygen radicals (수소 가스는 활성산소를 줄이는 항산화물질로 기능한다) | Ohsawa I·Ishikawa M·Takahashi K | et al

活性酸素•ガス状分子による恒常性制御と疾患~酸化ストレス 応答と低酸素センシングの最新知見からがん、免疫、代謝•呼吸、循環異常、神経変性との関わりまで (활성산소·가스 분자에 의한 항상성 제어 및 질환 ~ 산화 스트레스 반응과 저산소 감지의 최신 내용에서 암, 면역, 대사·호흡, 순환이상, 신경 변성과의 관계) | 山本雅之：監、赤池孝章、一條秀憲、森泰生：編 実験医学増刊 2012, Vol.30 No.17

수소흡입 건강법 | 하시모토 카츠유키 저 | 겐토우샤 미디어 출판사

수소의 가능성 수소의 기초부터 의학적 검증까지 | 오아카와 타네아키·나이토오 마레오 저 | 한국식용수소연구소 출판

고분자전해질 수전해 시스템 기술동향 | 한상범 저 | 한국공업화학회지

수전해용 공유가교 SPEEK 고분자 전해질막의 전기화학적 및 기계적
특성 | 한국수소 및 신에너지학회 논문 | 김경언·장인영·권오환·황용구·
문상봉·강안수 저 | 명지대학교

48편 논문 | 미국 국립의학 도서관 | https://www.ncbi.nlm.nih.gov/
pubmed/?term=Hydrogen+inhalation

피로 프로젝트 | 일본 종합의과학 연구소 | https://soiken.info/project

항피로 임상평가지침 | 일본 피로 학회 | http://hirougakkai.com/
guideline.pdf